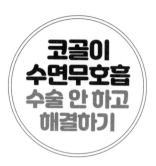

코골이 수면무호흡 수술 안 하고 해결하기

안전하고 간편하고 효과 좋은
수면건강 투자 방법

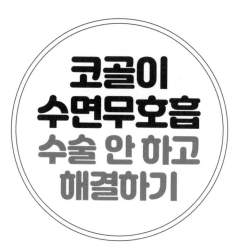

코골이
수면무호흡
수술 안 하고
해결하기

황청풍 지음

안전하고 간편하고 효과 좋은
수면건강 투자 방법

아마존북스

독약을 마시는 소리

'잠이 보약'이라고 한다. 하지만 보약은커녕 독약이 되는 잠을 자는 사람들이 많다. 이들은 자는 동안 병을 만들기도 하고 심할 경우 생사가 갈리기도 한다. 잠이 약이 되거나 독이 되는 것은 수면 중 호흡에 달렸다. 많은 사람들이 수면 중 불편으로 코골이를 꼽는다. 그러나 사실 코골이는 하나의 현상이다. 코골이라는 현상 속에 숨어 있는 호흡과 수면이 핵심이다. 그리고 이것이 나의 관심사다.

코골이는 잠을 자야 발생하는 '현상'이다. 이론적인 의학 공부는 현장감이 떨어진다. 글이나 그림으로 표현할 수 있는 것은 한계가 있다. 현장이 필요했다. 실전 코골이를 관찰하기 위해서는 함께 잠을 자야 한다. 나에게 찜질방은 생동감 넘치는 공부방이었다. 찜질방에서 코골이는 기피의 대상이었지만 나는 코 고는 사람을 찾아 그 옆으로 갔다. 코를 어떻게 고는지 관찰하고 소리를 흉내 내 봤다. 이론과 현실이 만나는 순간이다. 얕은 소리부터 우렁찬 소리, 기괴한 소리까지 헤아릴 수 없을 정도로 다양한 코골이 소리가 있다는 것을 알 수 있었다. 수없이 많은 코골이를 경험하며 깨달은 평범한 사실이 있다.

'아' 다르고 '어' 다르다. 누구나 아는 말이다. 목을 통해 나오는 소리는 기도의 형태와 혀, 입술 등의 조합에 의해 만들어지고 구별이 가능하다. 한글을 배운 사람은 발음의 원리를 안다. 그래서 소리를 들으면 이 소리는 어느 부분의 변화에 의해 발생하는지를 알 수 있다. 그렇다면 코골이 소리 또한 어떤 부분이 협착되고 왜곡되어 그런 소리가 나는지를 알 수 있다. 찜질방에서 수많은 코골이 소리를 따라 해 보면서 연구개, 혀, 코 등이 어떤 상태가 되면 그런 소리가 나는지 알 수 있게 되었다. 코골이 중의 구강 상태는 'ㄱ' 발음 상태와 흡사하다.

목소리는 주로 공기를 내뱉으며 나는 소리이고 코골이는 공기를 빨아들이는 과정에서 나는 소리이다.

코골이 소리에 담긴 정보

가장 중요한 것은 코골이 소리는 많은 정보를 담고 있다는 점이다. 기도 환경을 구별할 수 있고 심각성까지도 파악할 수 있다. 요즘은 스마트폰만 있으면 정말 간단하게 자신의 코골이 상태를 진단할 수 있다. 소리를 듣고 소리의 유형을 파악하기에 유용한 도구이다. 많은 사람들이 녹음을 통해 자신의 코골이 소리를 처음 들어본다. 소리를 들어봄으로써 자신의 코골이가 얼마나 심각한지 자각할 수 있다. 코골이 상태가 심각할수록 독한 독약을 먹으며 잠을 자고 있는 것과 같다. 코골이가 심각하다는 것은 소리가 크다는 것과는 다르다. 들어보면 알 수 있다. 남이 아닌 자신의 소리를.

나는 독이 되는 잠을 자고 있는가? 약이 되는 잠을 자고 있는가? 오늘 밤, 나의 잠자는 소리를 들어보자.

코골이는 나의 관심사다. 나는 코골이의 끝을 잡아 호흡과 수면으로 인도하고자 한다. '코골이'로 읽고 '수면 중 호흡곤란'으로 해석해 주기 바란다. 이것은 질병이 아니라 현상이다. 기도가 막히는 현상. 숨길이 막히지 않게 하는 방법을 찾아주다 보니 이런 별명이 붙었다. '코골이 해결사 청풍소장.'

20여 년 전 어머니의 수면무호흡증을 치료하기 위해 시작한 일이 여기까지 왔다. 좀더 일찍 치료를 시작했더라면 어쩌면 지금도 건강한 모습으로 곁에 계셨을지도 모른다. 알면 알수록 안타까움에 애가 끊는다.

이 책을 쓰는 이유도 나처럼 후회하는 사람이 한 명이라도 줄어들기를 바라는 마음이 크기 때문이다. 모르면 할 수 있는 게 많지 않다. 그래서 무식도 죄가 된다. 모르고 짓는 죄가 더 크다는 말도 있다.

모르고 당하지 말고 알아서 지키고 챙겨야 함께 건강하고 행복할 수 있다. 아직도 코골이의 실체와 심각성을 모르고 매일 밤 독약을 마시고 있는 수백만 명의 사람들에게 이 책을 권한다.

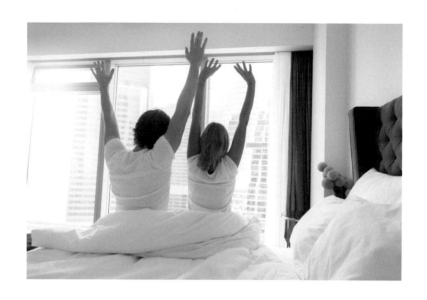

인생의 목적은 행복이다.
행복하려면 건강해야 하고
건강하려면 잠을 잘 자야 하고
잠을 잘 자려면 숨을 잘 쉬어야 하고
숨을 잘 쉬려면 숨길이 막히면 안 된다.
왜 막히는가?
원인을 알아야 방법을 찾는다.
숨길에 답이 있다.

차 례

part ① 코골이의 실체

part ② 약이 되는 잠 독이 되는 잠

part ⑤ 잠, 독약에서 보약으로

part ⑥ 청풍소장 스토리

코골이의
실체

01

셀프 도모지

도모지는 매우 고통스러운 고문이다.

"도무지 모르겠다."

'도무지'는 아무리 해도, 어떻게 해도, 도저히 등과 같은 부정을 나타내는 말이다. 도무지의 어원은 도모지(塗貌紙)라는 형벌에서 비롯되었다는 설이 있다. 도모지는 죄인의 얼굴 위에 물 적신 한지를 한 겹 한 겹 덮어 질식하게 하는 형벌이다. 물에 적신 종이가 한두 장일 때야 버텨 보지만 종이가 쌓여갈수록 죄인은 숨을 쉴 수가 없다. 온몸을 결박해 놓았으니 종이를 떼어낼 수도 없다. 그 공포와 두려움으로 죄를 자백하게 한다.

이런 무시무시한 도모지 같은 형벌을 매일 받는 사람이 있다면 어떻겠는가? 믿기지 않지만 많은 사람들이 밤마다 이런 고문에 시달리

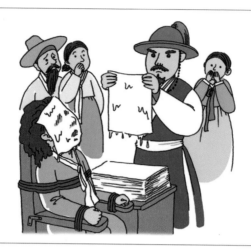

[그림 1] 젖은 종이를 얼굴에 덮어 숨을 막히게 하는 도모지 형벌

고 있다. 바로 '폐쇄성 수면무호흡증' 환자다.

다행인 것은 누군가가 강제로 막은 것이 아니기 때문에 숨이 답답하면 깨어나서 고개를 돌리거나 돌아누워 다시 숨을 쉰다. 당연한 얘기지만 수면무호흡증은 상당한 스트레스와 피로를 동반한다. 호흡장애가 생기면 혈액 내 산소가 부족해지면서 뇌와 심장을 비롯한 심혈관에 과부하가 걸려 기관이 서서히 망가진다. 그리고 심근경색, 고혈압, 뇌졸중, 부정맥을 비롯한 무수한 질병의 원인이 되거나 해당 질환을 악화시킨다.

잠이 보약이라고 했다. 그러나 호흡곤란 상태에서 자는 잠은 보약이 아니라 독약이다. 잘 먹고 잘 자는 것은 건강의 기본이다. 그 어떤 것보다 많은 시간을 투자하는 잠을 제대로 자려면 자는 동안 정상적인 호흡을 해야 한다. 그리고 우리가 우습게 보는 코골이가 수많은 무서운 질병을 유발하는 원인이란 사실을 잊지 말자.

⋊ 미토콘드리아를 손상시키는 코골이 ⋊

세포의 에너지를 만드는 미토콘드리아에 산소가 부족하면 각종 문제가 발생한다.

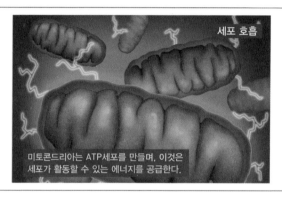

[그림 2] 코골이와 수면무호흡증은 미토콘드리아에도 영향을 미친다.

코골이는 '세포의 에너지 발전소'인 미토콘드리아에도 영향을 미친다. 인간이 미토콘드리아라는 존재를 알게 된 것은 1850년 무렵 광학 현미경으로 세포를 관찰하면서부터다. 세포 속의 미세한 실 같은 구조물을 발견하고 이를 미토콘드리아로 명명했다. 그리고 1996년 과학자 왕샤오동이 세포의 죽음에 미토콘드리아가 관여한다는 것을 발표하면서 생명과학계의 주목을 받게 된다. 미토콘드리아는 이제 암, 당뇨, 염증, 노화를 비롯한 생명을 관할하는 중추소기관으로 인식되고 있다.

그렇다면 이렇게 중요한 기관인 미토콘드리아를 코골이와 수면무호흡증이 어떻게 손상시키는지 살펴보자.

원리는 단순하다. 미토콘드리아는 에너지를 만들기 위해 당과 산소를 사용한다. 당은 음식에서 얻고 산소는 호흡을 통해서 얻는다. 끼니를 거르면 기운이 없는 것은 미토콘드리아가 충분한 당을 공급받지 못하기 때문이다. 마찬가지로 밀폐된 방이나 산소가 부족한 환경에서 맥을 못 추는 것도 미토콘드리아에 산소 공급이 충분하지 않기 때문이다.

정상적인 혈액 내 산소포화도는 항상 95% 이상으로 유지되어야 한다. 그 이하로 떨어지면 뇌는 위험 상황으로 인식한다. 10초 이상 호흡이 멈추면 혈액 내에 산소포화도는 떨어지기 시작한다. 세포 안에는 미토콘드리아가 수백 개에서 수천 개씩 존재하며 활동이 많은 기관의 세포일수록 미토콘드리아의 수가 많다. 뇌, 심장, 간 등 핵심 장기 세포에 미토콘드리아가 많이 있다. 이 말은 그만큼 이 기관에서 산소를 많이 소비한다는 것이다.

뇌는 산소에 가장 민감한 기관이다. 코골이와 수면무호흡증으로 뇌에 산소가 부족해지면 뇌와 심장, 간 등 신체 주요 장기를 시작으로 전신의 신진대사가 떨어지고 혈압과 혈당이 높아진다.

뇌 무게는 우리 몸의 2% 정도 밖에 되지 않지만 산소 소비량은 20%를 넘는다. 우리의 몸에서 가장 중요한 역할을 하며 에너지를 가장 많이 쓰는 뇌는 미토콘드리아가 가장 많이 분포하고 있고, 그 미토

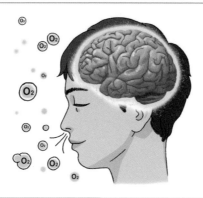

[그림 3] 뇌의 무게는 몸의 2% 정도지만 산소 소비량은 20%를 넘는다.

콘드리아가 정상적으로 작동하기 위해 다량의 산소를 필요로 하는 것이다.

우리 몸은 산소를 저장할 수 없기 때문에 약간의 산소 변화에도 민감하게 반응한다. 뇌는 산소 부족 상태가 4분 이상 지속되면 복구가 불가능한 손상을 입는다. 그래서 뇌는 산소가 부족하면 전자제품의 절전 모드처럼 몸의 신진대사를 떨어뜨려 최대한 모든 산소를 뇌로 가져간다. 그래서 수면무호흡 초기에는 심장 박동이 오히려 줄어든다.

그러나 산소 공급이 안 되면 위험 상황으로 인식하여 심장에 강력한 신호를 보낸다. 산소가 부족한 상황에서 격렬하게 운동한 심장은 더 많은 에너지가 필요하지만 심장 세포 안의 미토콘드리아도 산소가 부족해진다. 기도에서 산소가 차단되었으니 아무리 뛰어봐야 산소는 채워지지 않는다. 에너지를 공급받지 못한 세포는 활력을 잃게 되고 심장은 지친다. 하지만 뇌에서는 더 많은 혈액을 공급하라는 신호를 계속 보내기 때문에 심장은 과부하가 걸린 상태에서 더 큰 힘을 써야 한다. 각성이 되어 숨길이 열리고 공기가 들어오면 심장은 더욱 격렬하게 뛰어 모자란 산소를 보충하려 한다. 이때 잠에서 깨어나면 심장이 두근두근하고 심하면 식은땀까지 흘리는 경우도 있다. 이런 상태가 매일 반복되면 심장에 여러 문제가 나타나게 되는 것이다. 심장뿐만이 아니라 뇌와 간, 신장 등 산소를 많이 필요로 하는 다른 장기도 심장과 상황이 다르지 않다.

⧉ 수면 중 숨을 잘 쉬는 것은 건강의 기본 ⧉

인간이 건강을 유지하기 위해 많은 조건이 필요하지만 호흡이야 말로 가장 근본적인 조건이다. 누구나 깨어 있을 때는 호흡하는 데 아무 문제가 없다. 그러나 잠을 잘 때에는 많은 사람들이 호흡곤란이나 호흡장애를 겪는다. 바로 코골이와 수면무호흡증이다.

미토콘드리아는 몸이 생명을 유지할 수 있도록 에너지를 공급하는 기관이다. 이 미토콘드리아가 제 기능을 하지 못하면 뇌와 심장, 간 등의 주요 장기를 시작으로 전신의 신진대사가 떨어지게 된다. 산소 부족으로 인해 미토콘드리아의 기능이 떨어지면 당의 소비도 그만큼 줄어들게 된다. 남아도는 포도당이 몸 안에 쌓이게 되어 비만을 유발하고 당이 소변으로 나오는 당뇨가 시작된다는 점을 특히 주목해야 한다.

코골이와 수면무호흡증으로 불리는 호흡장애가 체내에 산소 공급을 방해하면 이런 무시무시한 일이 벌어지게 되는 것이다. 우리는 숨을 쉬지 않으면 살 수가 없다. 숨 쉬는 것을 의식하고 사는 사람은 없다. 그러나 잠을 잘 때만큼은 의식적으로 숨을 잘 쉴 수 있는 환경을 만들어줘야 한다.

수면 중에 숨을 잘 쉬는 것은 건강을 지키는 기본 중의 기본이다. 오늘 밤 스스로의 잠을 점검해 보자. 방법은 간단하다. 제대로 숨 쉬고 있는지 잠자는 소리를 녹음해서 들어보면 된다.

02

진화의
부작용

인간만이 코를 고는 이유는 구강 구조와 수면 자세 때문이다.

수많은 동물 중에 인간이 지구를 지배하게 된 것은 어떤 이유 때문일까? 인간은 다른 동물과 어떤 차이가 있을까?

인간과 가장 유사하다는 침팬지와 비교를 해 보면 얼굴의 형태가 확연히 다르다. 특히 침팬지보다 인간의 입은 상당히 후퇴되어 있다. 개나 말 등과 같은 대부분 포유동물과 비교해 보면 인간의 입은 더욱 뒤에 위치해 있다.

동물의 입은 먹이를 삼키는 일뿐 아니라 인간의 손과 같은 역할을 수행한다. 인간은 직립보행으로 손이 자유로워지면서 동물의 입과는 전혀 다른 역할을 수행하게 되었다. 바로 언어의 사용이다. 인간 두개골이 화석을 통해 인류가 진화할수록 입이 점점 뒤로 후퇴하고 뇌가 커지고 성대가 발달해온 것을 알 수 있다. 즉 언어 사용이 용이하게 진화를 거듭한 것이다.

침팬지는 발성기관의 구조상 사람과 같은 말을 하지 못한다.
인간은 진화 과정에서 얼굴과 발성기관의 형태가 침팬지(왼쪽)와 달라지면서 말을 할 수 있게 됐다.
● 혀 ● 설골(舌骨) ● 후두개(喉頭蓋) ● 성대(聲帶)

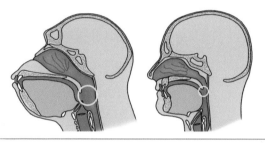

[그림 4] 침팬지에 비해 인간의 기도는 훨씬 좋다.

다른 동물에 비해 빠르거나 힘이 세거나 특수한 방어기제를 갖추지 못한 인간은 공동체 생활을 선택했다. 개체수가 많아지면 복잡한 소통 시스템이 필요해진다. 단순한 소리가 아니라 언어가 발생하게 되었고 이를 더욱 정교하게 발달시키는 과정에서 구강과 두개골의 형태가 진화되었을 것으로 생각한다. 물론 모든 생명체는 그 나름대로 의사소통을 한다. 그러나 인간의 언어는 그 어떤 동물 소리와도 비교할 수 없을 만큼 정교하고 복잡하다. 인간이 다양하고 복잡한 소리를 낼 수 있는 것이 두개골 구조, 즉 구강 구조 때문이다. 관악기에 비유한다면 이해가 쉬운데 가늘고 짧은 악기는 길고 굵은 악기에 비해 다양한 소리와 음을 자유롭게 낼 수 있다.

인간의 이러한 진화로 지구를 지배하게 되었지만 나쁜 점도 얻게 되었다. 다른 동물에서는 찾아보기 힘든 척추 질환과 코골이다. 척추 질환과 코골이는 중력이 작용하기 때문에 발생한다. 직립보행을 하게 되면서 척추 질환을 앓게 된 이유가 중력에 의해 척추가 눌리고 틀어지기 때문이듯 수면 중 호흡장애는 중력에 의해 아래턱을 비롯한 혀와 목구멍 주변의 연조직들이 아래로 처지기 때문이다.

모든 사람들이 직립보행을 하고 중력의 영향을 똑같이 받고 있지만 모든 사람이 척추 질환을 앓지는 않는다. 중력을 이겨낼 수 있는 근육이 다르기 때문이다. 그래서 근력이 떨어지는 노년기가 되면 척추 질환자가 급증한다. 나이가 들면서 코골이 현상이 생기는 것도 같은 이유다.

⁝⁝ 자나 깨나 혀 조심 ⁝⁝

'세치 혀를 조심하라.' 흔히들 말 때문에 문제가 생긴다. 살인이 나기도 한다. 혀가 기도를 막아 발생한 수면무호흡으로 인한 사망은 자살일까 자연사일까?

혀에는 뼈가 없다. 매우 유연하고 자유자재로 움직인다. 이는 혀의 기본적인 역할인 말하고 맛보고, 음식을 삼키고 뱉게 하는 데 효과적이다. 혀를 잘 사용하면 '입 안의 혀처럼' 긴요한 신체 기관도 없다. '입 안의 혀' 같다, 라는 말은 상관의 의중을 잘 알아서 일사불란

하게 완벽하게 일처리를 해내는 부하를 칭찬하는 말이다. 가장 큰 적은 내부에 있다고 했다. 입 안의 혀와 같던 부하가 배신을 하면 속수무책이다. 잠이 들면 혀근육의 긴장이 풀리면서 늘어진다. 하필이면 기도를 막는다. 본의 아닌 혀의 배신이다. 일명 폐쇄성 수면무호흡이다. 낮에는 혀를 사용해 하는 말을 조심해야 하고, 밤에는 혀가 쉬면서 기도를 막지 않도록 대비해야 한다. 말 그대로 '자나 깨나 혀 조심'이다.

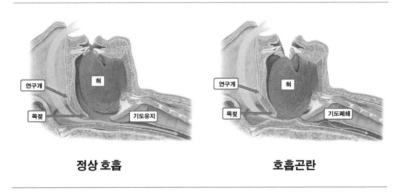

정상 호흡   **호흡곤란**

[그림 5] 정상 호흡과 호흡곤란 상태에서의 턱과 혀 위치

이런 상황이 되면 본인은 의식하지 못하지만 혀로 인해 막힌 기도 입구를 열기 위해 계속 잠에서 깨어나 무의식적 각성 상태가 반복돼 충분한 숙면을 취할 수가 없다. 그래서 코골이가 심하고 수면무호흡증이 있으면 아무리 잠을 자도 피곤하고 낮에도 심하게 졸리게 되는 것이다.

수면무호흡이 반복되면 우리 몸은 산소 부족 상태에 빠진다.

3,000m 이상 고지대에서 머리가 아프고 기운을 못 차리는 고산병의 원인이 바로 산소 부족이다. 그런데 수면무호흡 현상이 생기면 체내 산소 농도가 70~80% 정도까지 떨어지는 경우가 흔하다. 고산병에 비할 바가 아니다. 훨씬 심각하다. 이런 상황이 밤새도록 반복되어 뇌와 신체는 엄청난 스트레스를 받지만 의식이 깨어 있지 않기 때문에 기억하지 못한다. 코골이 자가 발견이 어려운 이유다. 인류 진화의 부작용으로 나타난 코골이와 수면무호흡증, 그냥 내버려두기엔 건강이 위협받는다.

03

코골이와 바꾼
미모

양악수술은 상기도의 위치를 변화시켜 기도를 좁아지게 해 수면시 호흡곤란을 유발할 수 있다.

D씨는 1년 전 양악 축소술을 받았다. D씨는 어디를 가나 예쁘다는 소리를 들었지만 얼굴형이 콤플렉스였다. 더 예뻐지고 싶은 마음에 양악 축소술을 결심하고 꼼꼼히 따져 좋은 병원을 찾아가 수술을 했다. 회복 과정은 고통스러웠지만 수술은 성공적이었고 완벽한 외모를 갖게 되었다. 그러나 기쁜 것도 잠시 예상치 못한 일이 생겼다. 코를 골게 된 것이다.

26세 남성 E씨도 안면 비대칭을 개선하기 위해 양악 축소술을 받았다. 그러나 수술 후 코골이, 수면무호흡, 비음 등의 부작용이 발생하여 손해배상 소송을 냈다.

여러 부작용이 있고 의료 상업화의 '끝판왕'이란 비판을 듣지만 V라인 얼굴을 선호하는 이들에게 양악 축소술은 여전히 관심을 끄는 성형수술 중 하나다. 건강보험이 적용되지 않아 정확한 수치를 파악할 수 없지만 국내에서 이루어지는 양악수술은 대략 연간 4,000~5,000건으로 추정된다.

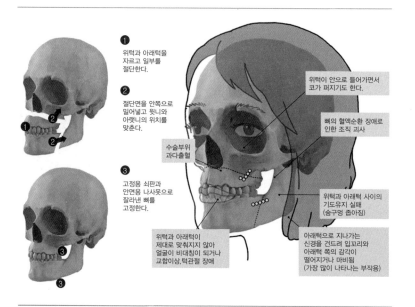

❶ 위턱과 아래턱을 자르고 일부를 절단한다.

❷ 절단면을 안쪽으로 밀어넣고 윗니와 아랫니의 위치를 맞춘다.

❸ 고정용 쇄판과 안면용 나사못으로 잘라낸 뼈를 고정한다.

위턱과 아래턱이 제대로 맞춰지지 않아 얼굴이 비대칭이 되거나 교합이상.턱관절 장애

수술부위 과다출혈

위턱이 안으로 들어가면서 코가 퍼지기도 한다.

뼈의 혈액순환 장애로 인한 조직 괴사

위턱과 아래턱 사이의 기도유지 실패 (숨구멍 좁아짐)

아래턱으로 지나가는 신경을 건드려 입꼬리와 아래턱 쪽의 감각이 떨어지거나 마비됨 (가장 많이 나타나는 부작용)

[그림 6] 양악 축소술의 방법과 부작용

양악 축소술을 통해 실제로 턱이 짧아지는 정도는 4~7㎜ 정도이지만 수술 방법에 따라 상악골이 회전하면서 축소되기 때문에 아래쪽 얼굴이 뒤로 밀려 들어가고 턱도 돌아 들어가 실제 얼굴의 크기가 10~15㎜ 정도가 작아지는 효과를 볼 수 있다. 돌출된 입을 뒤로 밀

어 넣는 수술의 경우 5㎜ 정도의 축소 효과를 가져오는 것에 비하면 매우 큰 변화다.

그런데 콤플렉스를 없애기 위해 한 양악수술이 코골이라는 또 다른 콤플렉스를 만들 줄 누가 알았을까? 턱을 수술했는데 왜 코를 골게 되는 걸까? 이유는 상기도의 위치에 변화를 가져오기 때문이다. 대부분의 병원에서 양악수술의 부작용으로 코골이를 언급하는 것도 이 때문이다.

양악수술을 통해 위와 같이 얼굴 외형은 작아져도 뼈가 뒤쪽으로 이동한 것에 불과하므로 뼈 자체가 없어진 것은 아니다. 그러므로 뼈와 연결된 연구개와 혀 뒤쪽의 숨 쉬는 공간인 상기도가 좁아지는 결과를 초래한다. 상기도가 좁아지므로 잠잘 때 기도가 쉽게 폐쇄되어 호흡곤란이나 심하면 호흡장애가 발생할 수밖에 없다.

우리 연구소에는 젊은 고객들이 꽤 많이 찾아온다. 젊은 고객들의 대부분은 얼굴이 작다. 의외로 뚱뚱한 사람은 그리 많지 않다. 그보다 오히려 양악수술이나 발치 교정을 한 사람들의 비중이 더 높다. 얼굴이 작다는 것은 숨길이 좁다는 것과 같다.

정말 기형적으로 문제가 있지 않다면 단지 예뻐지기 위해 이런 수술이나 교정은 안 했으면 한다. 잃는 게 너무 많다.

04

목젖은
억울하다

목젖이 뭘까? 사전을 찾아보면 목젖은 구개수(palatine uvula, 口蓋垂)라고 해서 구강과 목구멍의 경계 중앙에 늘어진 살 조직으로 현옹수(懸壅垂)라고도 한다고 되어 있다.

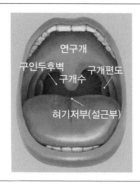
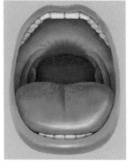

[그림 7] 코골이 수술로 사라진 목젖과 주변 조직

어려운 이름이 나열되어 있어 오히려 더 모르겠다. 그냥 목젖이라는 말이 차라리 낫겠다. 가끔 성인 남자들에게 있는 목울대를 목젖이라고 하는 사람도 있는데 이는 잘못 알고 있는 것으로, 목젖은 목구멍 입구에 있는 늘어진 듯 보이는 살을 말한다.

별 쓸모도 없이 늘어진 여분의 살이 왜 있는 것일까? 그리고 사람 이외의 동물에게도 목젖이 있을까? 인터넷을 열심히 뒤져봐도 다른 동물 중에 인간처럼 확실한 목젖을 가진 동물을 찾기 어려울 것이다. 그렇다면 목젖이 인간의 고유성을 상징하는 표시일까? 별 의미 없어 보이는 목젖은 도대체 왜 존재하는 것일까?

인간이란 나약한 동물이 지구를 지배하게 된 가장 큰 이유를 꼽는다면 인간만이 정교한 언어를 사용한다는 점이다. 인간의 목젖은 바로 이 언어를 보다 정교하게 표현하기 위해 진화하는 과정에서 나타난 산물이라고 볼 수 있다. 목이 마르면 말하기가 힘들다는 것은 경험적으로 안다. 목젖은 목구멍 전체에 침을 골고루 적셔주는 윤활 작용을 하고, 음식물을 삼키는 과정에서 코 아래쪽 구멍을 막아주는 역할을 해서 음식물이 코로 넘어가지 않도록 한다.

또 하나는 구토반사 작용이다. 삼켜서는 안 되는 무엇이 목구멍을 넘어가려 하면 목젖이 감지하여 구토 반응을 통해 밀어내버린다. 이처럼 목젖은 일견 쓸모없어 보이지만 상당히 중요한 역할을 하는 것임에는 틀림없다.

>< 코골이 수술의 부작용 ><

그런데 불과 얼마 전까지만 해도 일부 의사들은 목젖이 코골이나 만성 기침을 유발한다고 주장했다. 대부분의 코골이 소리는 목젖과 그 목젖이 달려 있는 연구개가 진동하여 발생한다. 수면 중에 목젖이 늘어져 기도를 건드리면 기침을 유발하기도 한다. 그래서 외과적으로 목젖을 절단하는 수술을 시행해 코골이 환자 중에는 목젖이 없는 사람들이 많다. 코를 곤다는 이유로 목젖을 잘라냈기 때문이다. 이런 수술은 상당한 부작용을 야기했다. 그중 잘 알려진 몇 가지를 예로 들어보자.

가장 많이 나타나는 부작용으로 연하곤란이 있다. 음식을 삼키기가 힘들다는 것이다. 지금 침을 삼켜보자. 연구개가 당겨지고 혀 뒷부분이 올라붙어 진공상태를 만들고 침은 식도로 넘어간다. 침 한 방울이라도 기도로 넘어가면 격한 사레가 걸려 심한 기침을 한다. 연구개가 충분히 당겨지지 않아 진공상태를 만들지 못해서 틈이 생긴 것이다. 연구개를 과하게 제거하면 나타나는 대표적인 부작용이다. 사레가 잘 걸리고 구토 시 비강으로 역류하기도 하여 무척 괴롭다.

두 번째로 발음 곤란, 음성 변화가 있다. 구개수음이라고 하는 발음은 혀 뒷부분과 목젖을 이용하는 것으로 우리말은 구개수 비음, 파열음, 마찰음, 전동음 등의 발음이 있는데 이와 같은 발음엔 목젖의 떨림이나 울림이 필요하다. 그런데 이것이 곤란해지거나 왜곡되는 경우다. 목소리가 변하는 경우도 있다.

이런 부작용을 감수하고 목젖을 잘라낸 이유가 코골이 때문인데 문제는 목젖을 잘라내도 코골이가 없어지지 않는 경우가 많다. 코골이는 숨길이 좁아져서 발생하는데, 좁아진 숨길을 넓힐 생각은 하지 않고 떨리는 부분만 제거하는 것은 원인은 그냥 두고 현상만 없애려는 것과 같다. 혈압이 높은 사람에게 혈압이 높아진 원인을 해결하지 않고 혈압을 낮추는 약을 먹게 하는 것과 다를 바 없다.

코골이나 무호흡증은 잠을 자는 동안에만 나타난다. 잠을 자는 동안 기도 협착이 발생하지 않으면 코골이도 무호흡도 나타날 일이 없다. 때문에 목젖을 잘라내는 외과적 수술은 모든 치료 방법을 다해 본 뒤에 최후의 수단이 되어야 한다.

목젖은 억울하다. 코골이 수술에 대한 부작용은 인터넷을 찾아보면 어렵지 않게 찾을 수 있으므로 잘 알아보고 신중하게 판단하도록 하자.

05

잘못된 이름
코골이

코 호흡이 원활하지 않으면 코골이가 심해지지만, 대부분의 코골이는 코막힘, 크고 두꺼운 혀, 좁은 구강, 좁은 기도, 비만, 노화, 호르몬 변화 등 다양한 원인이 복합적으로 작용하여 나타난다.

코골이를 개선하고자 하는 사람들이 가장 먼저 시도하는 방법이 비강을 확장해주는 보조기를 사용하는 것이다. 그래서 코골이 수술도 기본적으로 코막힘 개선 수술을 병행한다. 경험적으로도 시끄럽게 코를 고는 사람의 코를 틀어막으면 코골이를 멈추는 것을 안다. 그래서일까? 대부분의 사람들은 코골이는 코가 원인이라고 생각한다. 시중에 코골이 치료 보조기구 중 코 호흡을 도와주는 제품들이 많다. 대표적인 비강확장기 종류가 수십 종이고 코 위에 붙이는 테이프도 많다. 하지만 생각만큼 코골이가 개선되지는 않는다. 수술도 마찬가지다. 왜 그럴까?

　코 호흡이 원활하지 않으면 코골이가 더 심해지는 것은 맞다. 코를 양쪽으로 구분하는 비중격이 휘어진 비중격만곡증이 있거나 비염 등으로 코 내부의 조직이 붓거나 각종 질환으로 코로 숨 쉬기가 답답하면 본능적으로 입으로 숨을 쉰다. 입을 벌릴수록 아래턱이 뒤쪽으로 떨어지면서 기도를 좁아지게 만든다. 게다가 혀도 함께 처지므로 기도는 더욱 좁아진다. 좁아진 기도는 호흡을 방해하여 숨을 더 많이 빨아들이려고 하고 공기 흐름이 빨라지면서 코골이 소리는 더 커지게 되는 것이다.

　물리학 법칙 중 좁은 길을 많은 양의 기체가 이동할 경우 속도가 빨라지면서 동압력이 세지는 것을 '베르누이의 원리'라고 하는데 유체역학의 기본법칙이다. 이 베르누이의 원리라는 현상이 우리 호흡기에서 발생하는 것이다. 벽에 걸린 현수막이 바람이 세차게 부는 날 펄럭이는 소리가 유난히 큰 것도 베르누이의 원리로 설명할 수 있다.

✕ 코골이는 호흡의 문제 ✕

　코막힘이 개선되어야 코골이도 줄어든다. 공기가 흐르는 통로가 넓어지면 동압력이 낮아지고 속도가 느려지기 때문이다. 그러면 부족한 공기를 마시기 위해 입을 벌리고 잘 필요도 없다. 그러나 단순히 코막힘을 개선해서 코골이가 줄어들거나 없어진다면 운이 좋은 경우에 해당한다. 대부분의 코골이는 하나의 문제만으로 발생하지 않기 때문이다. 코막힘, 크고 두꺼운 혀, 좁은 구강, 좁은 기도, 비만, 노화, 호르몬 변화 등 다양한 원인이 복합적으로 작용하여 나타나는 것이 코골이다.

기도 1㎜ 차이로 코골이 소리가 나기도 하고 안 나기도 하며, 소리가 커지기도 하고 작아지기도 한다. 휘파람을 생각해 보면 이해가 쉽다. 코골이는 숨을 쉴 때 기도를 들고 나는 공기 역학으로 발생하는 현상이다. 비정상적인 호흡 상태임을 알려주는 경보음이다.

>< 잠이 인생을 바꾼다 ><

코 건강은 어릴 때부터 주의 깊게 관리해야 한다. 코골이는 호흡에 문제가 있다는 경종이며, 호흡 문제는 수면 문제를 야기해 일상을 망가뜨린다.

코 건강을 관리하는 것은 어릴 때부터 습관을 들여 일상적으로 해 줘야 한다. 얼마 전 우리 연구소에 작고 귀여운 얼굴의 30대 초반 여성이 상담을 왔다. 상담을 해 보니 그녀의 구강 상태가 엉망이었다. 구강이 좁아 자리가 없어 치아 두 개가 겹쳐 있기까지 했다. 입이 제대로 다물어지지도 않는 모습을 보니 음식 씹는 것도 불편할 것 같아 걱정이 될 정도였다.

이 여성의 고민은 너무 심한 코골이와 무호흡 그리고 수면장애였다. 녹음해 온 코골이 소리를 들어보니 소리가 큰 것은 문제도 아니었다. 심각한 호흡곤란 상태로 잠을 자고 있었다. 수술도 양압식 인공호흡기(양압기)도 할 수 없는 참으로 난감한 상황이었다. 다행히 바이오가드로 자는 동안만큼은 편안히 숨은 쉴 수 있게 됐지만 젊은 나이에 고생할 생각을 하니 너무 안쓰럽고 안타까웠다. 왜 이렇게까지 되도록 방치했을까?

이 여성은 어릴 때 생긴 심한 비염을 제대로 치료하지 않은 것이 원인이었다. 비염으로 코가 막히니 입으로 숨을 쉬게 되었고 혀가 아래로 처지면서 구강상태가 비정상적으로 성장한 것이다. 어릴 때부터 수면 시 호흡곤란이 심했고 당연히 제대로 잠을 잘 수가 없었다. 호흡과 수면에 문제가 있으니 정상적인 발육이 안 되는 것이 당연하다. 다른 형제들과 달리 유난히 약하여 부모님의 걱정거리였다고 한다. 작고 병약한데다 수시로 졸고 매사에 힘들어하니 학창시절도 직장 생활도 너무 괴로웠다고 했다. 비염만 제때에 고쳤어도 이 여성의 인생은 달라졌을지도 모른다.

코막힘은 단순히 코골이의 문제가 아니다. 마찬가지로 코골이는 단순히 코막힘의 문제가 아니다. 코골이는 호흡에 문제가 있다는 경종이고, 호흡 문제는 수면을 망가뜨리고 수면 문제는 일상을 망가뜨린다. 인생은 하루하루의 일상이 모여 만들어진다. 코골이는 인생에 문제가 시작되고 있다는 경고다.

06

살 빼고
오세요?

미국 내과학회는 수면무호흡증 치료의 우선 순위로 체중 감량을 꼽는다. 하지만 수면무호흡증 환자는 일반인보다 살이 잘 빠지지 않는다.

코골이 때문에 병원에 가서 상담을 해 보면 먼저 살부터 빼라는 말을 하는 병원들이 많다. 살을 빼고 싶지 않은 사람이 있을까?

세계적인 권위를 가진 미국 내과학회가 1966년부터 45년 동안 치료 결과를 분석하여 발표한 〈수면무호흡증에 대한 진료 가이드라인〉에서 가장 우선 순위로 권하는 것은 다름 아닌 체중 감량이다. 문제는 체중 감량이 생각보다 쉽지 않다는 점이다. 특히 수면무호흡증 환자는 살이 더 안 빠진다.

다이어트를 시도해 보지 않은 사람은 거의 없을 것이다. 적극적

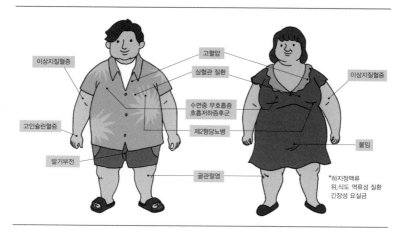

이상지질혈증

고혈압

심혈관 질환

수면중 무호흡증
호흡저하증후군

제2형당뇨병

고인슐린혈증

발기부전

골관절염

이상지질혈증

불임

*하지정맥류
위,식도 역류성 질환
긴장성 요실금

[그림 8] 비만은 수면무호흡을 유발하고 수면무호흡은 비만을 악화시킨다.

인 다이어트는 아니더라도 배가 나오는 것을 의식했던 경험이 모두 있을 테니 말이다. 그러나 몸무게나 체형에 신경을 쓰지만 막상 체중 감량에 성공하기란 하늘의 별따기다. 오죽하면 담배 끊는 사람보다 다이어트 성공한 사람이 더 독하다는 농담이 있을까. 실제로 수면무호흡증 환자가 살을 뺄 수 있는 확률은 극히 낮다.

✕ 비만과 코골이·수면무호흡의 악순환 ✕

비만은 각종 성인 질환의 원인이며 코골이와 수면무호흡증에도 확실히 나쁜 영향을 미친다. 비만은 상기도의 구조나 폭에 변화를 일으키기 때문이다. 간단히 말하면 목구멍에까지 살이 쪄서 상기도를 좁아지게 한다. 폐쇄성 수면무호흡증 환자의 상기도 MRI(자기공명영상)로 촬영해 보면 지방 조직에 의해 안쪽이 좁아져 있는 것을 볼 수 있다. 특히 목 둘레가 두꺼워지면 상기도를 안쪽으로 압박해 숨길을 막는다.

또한 배가 나오면 내장기관이 아래로 처지는데 이때 내장과 연결된 목구멍까지 처지는 현상이 발생한다. 1~2mm 차이로 코를 고느냐 마느냐가 결정되는데 이런 처짐 현상은 당연히 수면 중 숨을 쉬는 것에 큰 영향을 미칠 수밖에 없다.

그리고 불어난 여분의 살에까지 에너지를 공급해야 해서 에너지를 만들 산소가 더 많이 필요해지고 결국 숨을 더 많이 쉬어야 한다. 좁아진 숨길에 더 많은 공기를 통과시켜야 하니 기도를 통과하는 공기의 양이 급격히 많아지고 코골이가 생기는 한편 호흡곤란 상태가 자주 일어난다.

코골이와 수면무호흡증은 숙면을 방해해 살이 찌기 쉬운 체질이 되게 한다. 비만해지면 코골이와 수면무호흡증이 발생할 확률이 높아지는 악순환에 빠진다. 가장 먼저 할 일은 호흡을 회복하는 것이다.

그런데 코골이와 수면무호흡증으로 숙면을 취하지 못하면 살빼기가 더 힘들다. 미인은 잠꾸러기란 말이 있다. 숙면은 피부 미용에만 효과가 있는 것이 아니라 지방 분해에도 필요하다. 게다가 피곤하니 운동하기 싫고, 에너지가 부족하니 더 먹게 돼서 점점 비만 정도가 심해진다. 그래서 살을 빼려면 반드시 숙면을 취해야 하며, 숙면은 호흡이 좌우한다.

※ 술을 마시면 코골이가 심해지는 이유 ※

술을 마시면 코골이가 유독 심해지거나 평소 코골이가 없던 사람도 코를 고는 것을 본 적이 있을 것이다. 굳이 수치를 들지 않아도 음주는 코골이와 밀접한 관련이 있다.

음주는 상기도의 혈관을 확장시키고 충혈시켜 점막의 부종을 유발하고 코를 막히게 한다. 그리고 근육을 더욱 이완시켜 턱 힘이 빠지고 혀가 처지게 하는데 이 때문에 기도가 막힌다. 여기에 알코올을 분해시키기 위해 산소는 더 많이 필요하다. 기도 협착과 호흡 기류 증가로 코를 심하게 골고 호흡곤란 상태에 이르게 된다. 게다가 음주는 기름진 안주와 함께 하는 경우가 많다. 알코올 자체도 문제지만 기름진 안주 때문에 음주는 비만으로 가는 지름길이다.

그럼 술을 끊으면 되지 않느냐고? 술을 끊으라고 하는 것은 솔직히 현실성이 떨어진다. 사회생활하면서 술을 안 마시기란 쉽지 않기 때문이다. 피할 수 없다면 최소한의 대책이라도 세워놓고 마셔야 하지 않을까? 남들도 다 그러니까 나도 어쩔 수 없다라고 포기하기에는 너무나 치열하고 살벌한 경쟁사회다. 잠도 경쟁력이다.

술을 마시면 살이 찌고, 살이 찌면 코를 골고, 코를 골면 에너지가 부족하니 피곤하고, 피곤하면 운동도 안 하고, 습관처럼 또 술을 마시고, 살은 계속 찌고 코를 골게 된다. 악순환의 연속이다. 이 악순환의 고리를 어디서 끊어야 할까?

방법은 숨을 잘 쉬고 잠을 잘 자고 운동과 식이조절을 하고 살을 빼고 음주 횟수를 줄여야 한다. 그중 숨을 잘 쉬는 게 가장 먼저 할 일이다. 숨을 잘 쉬어서 숙면을 취할 수 있게 되면 자는 동안 세포가 회복되고 하루 동안 쌓인 피로물질인 젖산이 사라진다. 개운한 아침을 맞으며 운동을 할 수 있는 기력이 생겨난다. 여기에 식이조절까지 더해진다면 살을 빼는 것도 충분히 가능하다. 다시 말하지만 살을 빼려면 정상적인 호흡 상태에서 숙면을 취하는 것이 선행되어야 한다.

그리고 희소식은 살이 빠지면 코골이와 수면무호흡증도 호전될 가능성이 높다. 살을 빼면 좁아졌던 상기도가 다시 넓어지고 내장이 처지면서 당겨 내려간 목구멍이 제 위치로 돌아오면서 숨길이 넓어지기 때문이다. 다시 한 번 강조하지만 이 모든 극적인 변화의 시작은 자는 동안 숨을 잘 쉬는 것이다.

숨을 잘 쉬려면 일단 자면서 어떻게 숨을 쉬고 있는지 파악하는 것이 먼저다. 수면 상태를 녹음해 보자. 숨 쉬는 상태를 점검해 보고 방법을 찾아내야 한다. 기도를 1㎜만 더 확보해도 숨소리가 달라진다. 산소가 그만큼 더 들어온다. 산소 없이는 에너지도 없다.

호르몬의 불균형을
만드는 코골이

앞서 '수면은 자가 치유의 시간'이라고 했다. 우리 몸은 자는 동안 세포를 회복하고 면역력을 높이며 낮 동안 쌓인 피로 물질과 노폐물을 청소한다. 그리고 이 모든 일을 수행하게 만드는 게 바로 호르몬이다. 즉 호르몬이 제대로 분비되어야만 수면 중 자가 치유가 제대로 이루어질 수 있다. 우리 몸에서 분비되는 호르몬은 다양하지만 그중 수면 중 분비되는 중요한 호르몬 두 가지를 살펴보도록 하자.

✕ 잠과 면역의 호르몬, 멜라토닌 ✕

숙면을 취하게 만드는 멜라토닌 호르몬은 면역세포를 활성화시키고 활성산소를 제거해 암 등 각종 질환을 예방하며, 혈당과 혈압을 정상적으로 유지해 주며 비만을 억제한다.

수면 중 모든 호르몬의 사령관 역할을 하는 호르몬이 멜라토닌이다. 멜라토닌은 수면 중 분비되는 다른 호르몬이 정상적으로 작동할 수 있도록 두루 작용해 '잠의 호르몬'이란 별칭이 있을 정도다. 멜라토닌은 다른 호르몬처럼 시상하부나 뇌하수체가 아닌 뇌간에 있는 송과선에서 분비된다. 멜라토닌은 낮 동안 햇빛에 노출되어야 생성되며 밤에 분비되어 수면을 취하게 만든다. 멜라토닌이 제대로 분비되지 않으면 누워도 잠이 오지 않고 말똥말똥 천정 무늬를 쳐다보는 불면증을 앓게 된다.

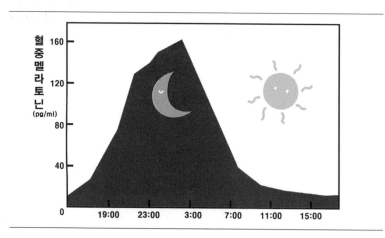

[그래프 1] 체내에서 멜라토닌이 생분비되는 시간

멜라토닌은 저녁 7시부터 서서히 분비되기 시작해 10시에 급상승하고 새벽 3시에 최고로 분비되었다가 다음 날 아침 7시에 빛이 들어오면 분비가 억제되어 수면에서 깨어나게 된다. 잠 드는 것이 그냥 누우면 되는 것 같지만 우리 몸 안에서 일어나는 정교한 화학 반응에 의한 것이다.

이처럼 잠을 지배하는 멜라토닌은 또 다른 별칭으로 '면역 호르몬' 이라고 불릴 만큼 면역력에 영향을 끼친다. 멜라토닌 호르몬이 제 기능을 못하는 사람들은 평소 쉽게 감기에 걸리고, 한 번 걸린 감기가 유난히 오래 가는가 하면, 장염을 자주 앓는 등 면역력 부족으로 인한 증상을 보인다. 최근 연구에 의하면 멜라토닌이 면역세포를 활성화시키고 활성산소를 제거해 암을 예방하는 기능을 하는 것으로 밝혀졌다. 즉, 잠만 잘 자도 면역력이 높아지고 암을 예방할 수 있다는 것이다.

또한 멜라토닌은 비만과도 연관이 있다. 수면 중 멜라토닌이 잘 분비되면 인슐린의 분비를 도와 혈당과 혈압을 정상적으로 유지해주며, 지방을 태우는 아이리신 분비도 촉진시킨다. 즉 멜라토닌이 잘 나와야 인슐린과 아이리신이 나오고, 인슐린과 아이리신이 잘 나와야 몸속에 있는 해로운 당과 지방을 없애 비만과 당뇨를 예방할 수 있다. 잠을 잘 자는 것이 이렇게 중요하다.

그런데 만약 이 멜라토닌이 제대로 분비되지 않으면 어떻게 될까? 앞에서 말한 모든 작용이 반대로 일어난다. 숙면을 취할 수 없으니 피곤하고, 회복되지 못한 세포가 변이를 일으켜 암을 유발시킬 수 있으며, 면역력이 저하되고 혈당과 혈압이 올라가는 한편 지방이 분해되지 못해 비만해진다. 코골이는 숙면을 취하지 못하는 원인이자 결과다. 단지 숙면을 취하지 못했을 뿐이라고? 그렇게 간단히 넘길 수 있는 문제가 아니다. 숙면을 취하지 못해 멜라토닌이 제대로 분비되지 않으면 우리는 어마어마한 대가를 깨어 있는 시간 동안 병원에서 치러야 한다. 오래 사는 것보다는 건강하게 살아야 한다. 아무도 병상에 누워서 의료적인 연명을 하는 것을 원하지 않는다. 건강은 병원이 아니라 잠이 지킨다.

⨯ 항암을 돕는 성장호르몬 ⨯

성장호르몬은 성인이 된 후에도 평생 동안 분비되며 지방분해를 촉진해 몸의 체지방을 낮추고 단백질 합성을 도와 손상된 세포를 복구해 항암 기능과 면역력을 높이고 노화를 막아준다. 코골이와 수면무호흡증은 숙면을 방해해 성장호르몬 분비를 막는다.

잠을 자는 동안 분비되는 호르몬으로 중요한 것을 하나 더 꼽으라면 성장호르몬이 있다. 성장호르몬은 뇌하수체 전엽에서 분비되는 단백질 호르몬의 일종으로 이름 그대로 개체의 성장을 돕는 호르몬이다. 성장호르몬이라고 하면 성장기의 아이들에게만 분비되는 것으로 알고 있는 경우가 많은데 성장호르몬은 성인이 된 후에도 평생 동안 분비된다. 나이가 들면 뇌하수체의 기능이 저하되기 때문에 성장호르몬의 분비량이 줄어들 뿐이다. 분비량은 사춘기에 최고조에 이르렀다가, 20대부터 서서히 줄어들기 시작해 10년마다 14.4%씩 감소한다. 나이가 들면서 근육량이 줄고 배가 점점 나오는 것도 성장호르몬이 감소해서 나타나는 현상이다.

그렇다면 더 이상 키가 크는 것도 아닌데 성장호르몬은 왜 계속 분비되는 걸까? 그것은 성장호르몬의 역할 중 한 가지인 에너지 대사에 관여하기 때문이다. 몸속에서 성장호르몬은 혈당을 낮추는 인슐린과 혈당 조절에서 반대 역할을 하면서 지방분해를 자극해 몸의 체지방을 낮추는 역할을 한다. 젊을 때는 같은 양의 음식을 먹어도 살이 잘 찌지 않았는데 나이가 드니 조금만 먹어도 살이 찐다는 말들을 한다. 이런 이유는 바로 성장호르몬 분비가 줄어들어 지방분해가 덜 되기 때문이다. 중년 남성에게 복부 비만이 특히 심해지는 이유도 바로 성장호르몬의 분비가 제대로 되지 않아서다.

성장호르몬이 하는 또 하나의 일은 뼈에 칼슘 저장량을 증가시켜 뼈를 튼튼하게 만들어주는 역할이다. 나이가 들면 골다공증 비율이 높아지는 이유도 성장호르몬 분비가 줄어들면서 뼈에서 빠져나가는 칼슘을 보충하지 못하기 때문이다. 코골이가 심하면 골다공증도 심해진다.

그리고 성장호르몬이 하는 일 중 가장 중요한 역할은 다름 아닌 단백질 합성이다. 이 역할 때문에 성장호르몬을 '항암 호르몬'이라고도 한다. 우리 몸의 모든 세포는 단백질로 이루어져 있다. 특히 면역력을 좌우하는 백혈구를 비롯한 림프구는 단백질로 이루어져 있으며 단백질 대사가 원활하지 않을 경우 면역력이 크게 저하된다. 외부의 세균이 침입했을 때 맞서 싸울 군대가 제대로 보충되지 않으니 수적으로 열세에 몰린 우리 몸은 병에 걸리게 되고, 손상된 세포는 복구가 지연되어 기형 상태인 암세포로 전이될 위험이 높아진다.

암세포라고 하면 매우 독특하고 특이한 변종이라고 생각하기 쉽지만 실상 우리 몸에서 하루에도 수도 없이 생기는 손상된 세포가 변형을 일으켜 성장을 멈추지 못하는 것에 불과하다. 즉 손상된 세포는 잠재적으로 암세포가 될 수 있는 가능성을 갖고 있다. 그렇지만 아무나 그렇게 쉽게 암이 발병하지 않는 이유는 우리가 숙면을 취하는 동안 성장호르몬이 분비되면서 손상된 세포를 복구하고 완전히 기능을 잃은 세포를 청소하기 때문이다. 우리가 의식하지 못하는 수면 중에 이와 같은 자체 항암 기능이 발동하고 그 중심에 성장호르몬이 있다.

이처럼 중요한 성장호르몬은 어떻게 분비될까? 바로 깊은 수면을 취할 때 분비된다.

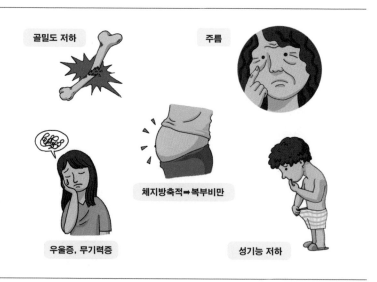

[그림 9] 성장호르몬 결핍 시 발생하는 증상

성장호르몬 분비는 숙면 시 분비되는 멜라토닌 호르몬의 분비와 일치한다. 즉, 멜라토닌 분비로 잠을 잘 자면 성장호르몬도 잘 분비되는 것이다. 반대로 코골이와 수면무호흡증으로 수면의 질이 떨어질 경우 성장호르몬 분비가 급격히 줄어든다. 같은 시간을 자도 성장호르몬이 분비되지 않는 것이다. 그래서 생체 나이를 측정할 때 코골이가 있는 경우는 기준 나이에 3세를 더한다. 그만큼 성장호르몬이 분비되지 않아 노화가 빨라진다는 소리다.

비싼 건강식품이나 영양제보다 암을 예방하고 건강을 지켜주며 노화를 막아주는 것은 다름 아닌 숙면이다. 숙면은 호흡에서 시작된다. 제대로 숨 쉬며 잘 자는 것, 그것이 만병을 이기는 치료약이요, 건강의 지름길이다. 숨을 잘 쉬고 자는 잠은 정말 보약이다.

08

코골이의
종류

코골이도 종류가 있다. 소리의 크고 작음의 문제가 아니다. 공기의 소통 정도에 따라 달라진다. 기도가 막히는 정도에 따라 목골이, 저호흡, 무호흡으로 구분할 수 있다. 소리는 기도의 협착 정도를 알려준다.

인간은 다른 동물에 비해 작은 구강과 좁은 기도 구조를 가지고 있다. 이는 인간이 다른 동물과 달리 직립보행을 하고 언어를 구사하기 위해 선택한 진화의 부작용이다. 또한 동물 중에서 거의 유일하게 등을 바닥에 붙이고 잔다. 이때 중력의 영향으로 턱이 처지고 목젖이 늘어지고 혀가 처지면서 기도를 막는다. 코 고는 소리를 들어보면 열린 소리와 닫힌 소리가 있다. 열린 소리는 단순 코골이고 닫힌 소리는 호흡곤란으로 구분해야 한다.

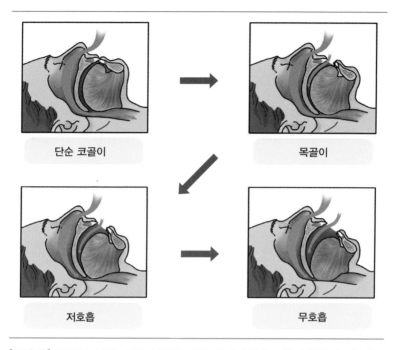

단순 코골이

목골이

저호흡

무호흡

[그림 10] 코골이 소리는 기도가 막히는 정도에 따라 단순 코골이, 목골이, 저호흡, 무호흡으로 구분한다.

기도가 막히는 정도에 따라 숨소리가 달라진다. 목골이 호흡부터는 산소가 부족한 상태가 된다. 그래서 숨을 더 많이 쉬기 위해 입을 벌린다. 아래턱이 뒤로 떨어지면서 기도는 더욱 좁아진다. 숨 쉬기가 오히려 힘들어진다.

다음 단계인 저호흡은 평상 시 쉬는 호흡의 절반 이하로 떨어지는 것을 말한다. 숨 쉬기가 어려우면 본능적으로 뇌가 깨어나 숨을 잘 쉴 수 있도록 자세를 바꾼다. 잠버릇이 심하다는 사람 중에는 숨을 쉬려고 몸부림치는 경우도 상당하다. 아이들도 마찬가지다. 저호흡 상태는 오히려 코골이 소리가 크지 않다. 좁은 틈으로 겨우 숨이 들어가는 가냘픈 소리가 난다. 실제로 소리를 들어보면 애처로운 심정마저 든다. 듣는 사람도 그런데 그렇게 숨을 쉬는 사람은 오죽할까 싶지만 정작 당사자는 모른다. 몸은 괴롭지만 대뇌는 인지하지 못한다. 기억하지도 못한다. 잠이란 그런 거다. 수많은 꿈을 꾸지만 깨어나면 거의 대부분을 기억하지 못하는 것과 같다.

다음으로 무호흡은 말 그대로 숨이 멎은 상태다. 무호흡은 중추성 무호흡과 폐쇄성 무호흡으로 구분하는데 중추성은 뇌기능의 손상으로 숨을 안 쉬는 것이고 폐쇄성은 기도가 협착되어 숨을 못 쉬는 것이다. 중추성은 약도 없고 치료법도 양압식 기도확장기밖에 없다. 다행히 극히 드물기 때문에 보통 사람은 거의 신경 쓰지 않아도 된다. 내가 중추성인지 폐쇄성인지 어떻게 판단할까? 굳이 병원까지 가지 않아도 중추성인지 알 수 있는 방법이 있다. 숨이 멈췄을 때 가슴이 움직이면 폐쇄성이고 가슴이 움직이지 않으면 중추성이다. 만약 중추성이 확인되었다면 수면 전문 병원에 가서 정확한 진단을 받고 시급히 치료해야 한다.

그러나 대부분의 수면무호흡증은 상기도가 막히는 폐쇄성 무호흡증이다. 상기도란 쉽게 말해 목구멍 주변이다. 식도와 기도가 입구를 같이 사용하기 때문에 이런 문제가 생긴다. 목구멍은 식도의 입장에서는 입구 역할만 하지만 기도는 입구와 출구다. 기도는 항상 열려있어야 한다. 그래서 무엇인가를 삼키는 순간에만 기도가 닫힌다. 삼킬 때는 숨을 쉴 수 없다. 기도는 공기만 들어가야 하기 때문이다.

폐쇄성 무호흡 상태란 목구멍의 상황이 음식을 삼킬 때처럼 연구개와 혀가 서로 달라붙어 숨이 들어갈 틈이 없어졌다는 것이다. 저호흡 상태에서는 공기의 흐름이 빨라진다. 좁은 틈을 통과하면서 그렇게 된다. 빠른 기류에 부드러운 연조직들은 빨려 들어간다. 남아 있던 틈마저 막혀 버린다. 좁은 틈조차 없으니 숨을 쉴 수가 없다. 나이가 들어 근육의 탄력이 떨어지면 더 쉽게 기도가 막힌다. 전문가는 소리만 들어도 기도의 상황을 그려볼 수 있다. 소리를 글로 설명하기 어려우니 유튜브 〈청풍 소장의 꿀잠 TV(www.youtube.com/user/idealbio)〉에서 '코골이 소리 분석'을 검색해서 들어보면 이해가 쉬울 것이다.

Part
2

약이 되는 잠
독이 되는 잠

01

각방 부부의
핑계

'부부는 한 이불을 덮고 자야 한다'는 말은 옛말이다. 프랑스 소르본대학의 장클로드 카우프만 교수가 프랑스의 부부와 커플 150쌍을 인터뷰한 결과 절반이 넘는 52%가 각방을 쓴다고 대답했다. 이유를 묻자 부부관계가 좋지 않아서라는 답변은 의외로 9%에 불과했다. 그렇다면 사이좋은 부부가 왜 각방을 쓰는 걸까?

각방을 쓰는 이유 1위는 다름 아닌 '배우자의 잠버릇', 즉 코골이때문이었다. 놀랍지 않은가? 사랑해서 결혼했지만 코 고는 것은 참을 수 없는 것이다. 프랑스와 사정이 조금 다르다면 대한민국의 부부가 각방을 쓰는 이유로 가장 많이 꼽는 것이 육아다. 그러나 이것도 표면적인 이유에 불과할 뿐 실질적으론 아이가 깨지 않고 푹 잘 수 있도록 코 고는 아빠가 다른 방으로 쫓겨난 것이다. 결국 부부가 각

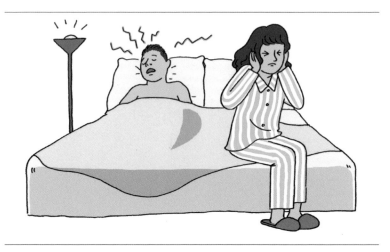

[그림 11] 부부가 각방을 쓰는 이유는 배우자의 코골이 문제가 가장 많다.

방을 쓰는 압도적인 이유는 동서양을 막론하고 코골이다.

우리 연구소에도 아이와 함께 잠을 자고 싶어서 코골이를 고치러 오는 젊은 아빠들이 많다.

'몸이 멀어지면 마음에서도 멀어진다'는 말은 빈말이 아니다. 부부가 각방을 쓰게 되면 부부관계가 소원해지기 마련이다. 여기 각방을 쓴 지 15년 가까이 되는 중년 부부의 이야기가 있다.

⨯ 아내의 이야기 ⨯

한집에 살지만 남편과 얼굴도 마주치고 싶지 않다. 우린 무늬만 부부다.

밤 11시 '삑삐빅삐빅' 도어락 비밀번호를 누르는 소리가 들린다.

부스럭거리며 들어오는 소리가 들린다. 술냄새가 나는 것 같다. 무의식적으로 불결하다는 생각에 나는 일부러 TV에서 눈을 떼지 않았다. 얼굴 보고 할 말도 없지만 말을 한다고 해도 좋은 소리를 하지 못할 게 뻔하니 그냥 모른 척하는 게 속 편하다. 남편은 나를 흘깃 보더니 서재 방문을 열고 들어간다.

나도 TV를 끄고 안방으로 들어왔다. 방안에는 남편의 흔적이 없다. 옷장 안에 남편의 옷이 들어 있긴 하지만 당장 입을 셔츠와 양말, 속옷, 외투는 모두 서재 방에 넣어주었다. 남편이 안방에 오는 일은 없다.

침대에 누워 휴대폰을 보니 내일이 아이들 학원비 내는 날이다. 남편이 매달 월급을 이체하지만 이달에는 행사가 많다 보니 지출이 늘었다. 아이들 학원비가 모자라니 추가로 돈을 송금하라고 남편에게 카톡을 보냈었지만 아직 입금이 안 되었다. 남편은 나에게 늘 돈 가지고 유세를 떤다. 아이 낳고 키우면서 살림하는 내가 얼마나 힘든지는 생각도 하지 않고 밖에 나가 돈 벌어오는 게 무슨 큰 벼슬인 줄 아는 모양이다.

'얘들 학원비 보내.' 카톡을 보냈다.

우린 쇼윈도 부부다. 다른 사람들 앞에서는 평범한 부부처럼 외식도 하지만 가족만 있을 때는 남편과 눈도 마주치는 일이 없다. 처음부터 그랬던 건 아니다. 큰애를 가지기 전엔 한 침대에서 자고 싸우기도 했지만 화해도 빨랐다. 그러나 지금은 최대한 마주치고 싶지 않다. 아이들이 다 자랄 때까지 아빠 자리가 필요하기 때문에 같은 집

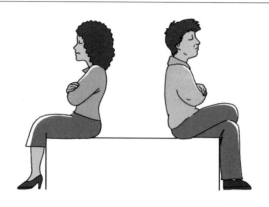

[그림 12] 코골이 때문에 시작한 각방 생활은 부부 사이를 멀어지게 한다.

에 살 뿐이다.

아이들이 다 클 때까지 무늬만 남편인 저 사람과 계속 사는 수밖에 없다. 눈물이 난다. 요즘은 밤에도 잠을 잘 못자고 오늘처럼 남편이 카톡에 답하지 않거나 돈으로 힘들게 할 때는 가슴이 벌렁거리며 분노가 치솟는다. 게다가 요즘은 생리주기도 불규칙하다. 벌써 갱년기가 온 게 아닌지 걱정과 짜증이 밀려온다.

>< 남편의 이야기 ><

가족을 위해 열심히 살아왔는데 집에 내 자리가 없다. 어디서부터 잘못된 걸까?

아침 7시에 일어나 씻고 바로 출근한다. 머리가 지끈거리고 어깨며 팔다리도 무겁다. 요즘은 개운하게 일어나 본 적이 없다. 쓰린 속을 우유 한 잔으로 달래고 출근길을 서두른다. 회사에 도착해 점심시간이 될 때까지 자리에서 일어날 일이 없다. 대기업 부장이라는 직급이 겉으로 보긴 그럴싸하지만 임원으로 승진하지 못하면 뒷방 노인네 신세다. 치고 올라오는 후배들의 무서운 기세에 언제 이 자리에서 밀려날지 알 수 없는 불안한 자리다. 실적에 대한 책임감이 어깨를 짓누르고, 도통 믿을 만한 부하직원이 없으니 매사 부장인 내가 챙겨야 한다. 할 일은 쌓여가는데 수시로 졸리고 집중이 잘 되지 않는다. 만성피로가 이젠 지병처럼 따라다닌다. 자주 멍해지고 무기력하다.

올해가 부장 3년차, 젊었을 때부터 오직 일에만 매달렸다. 결혼을 하고 가정을 가진 뒤로 책임감은 더욱 커졌다. 나만을 의지하는 가족에게 멋진 남편, 존경받는 아빠가 되고 싶어 쉬는 날 없이 달려왔다. 덕분에 동기들보다 먼저 승진했고, 넓은 평수의 브랜드 아파트를 사고, 아내는 외제차로 아이들을 학원에 데려다줄 수 있게 되었다. 부족한 것 없이 가족을 부양해 왔다.

아직 임원이 되지는 못했지만 빈손으로 입사해 대기업 부장 정도면 성공한 축에 들지 않을까? 이만하면 아내에게 인정받고 아이들에게 존경받을 거라 생각했는데 언제부터인가 가족들 사이에 내 자리가 없어졌다. 늦은 밤 집에 들어가면 아들은 방에서 얼굴도 내밀지 않고, 딸도 멀뚱멀뚱 쳐다보며 무덤덤하게 '다녀오셨어요'라고 할 뿐이다. 아이들이 나를 본체만체하는 데는 아내의 영향이 크다. 아내는 나를 드러내놓고 무시한다. 집안의 대소사를 아내 혼자만 알고 돈이 필요할 때만 말을 한다. 그것도 카톡으로. 아내는 같은 집에 있으면서도 나에게 카톡으로 말한다.

생각해 보니 매일같이 야근과 출장으로 바빴던 시절, 아내는 내가 코를 골아서 잠을 잘 수가 없다며 나에게 따로 자라고 요구했었다. 당시 아내는 임신을 하고 있었기 때문에 가급적 아내가 원하는 대로 해주겠다는 생각에 각방을 쓰기 시작했는데 그 뒤로 아내는 내 코골이를 핑계로 아이들과 안방에서 생활하고 나는 늘 따로 지냈다. 야근과 출장으로 피로하면 영락없이 코를 골아대니 어쩔 도리가 없었다. 아마 가족들과 나 사이에 보이지 않는 벽이 생기기 시작한 건 그때부터가 아닐까 싶다.

집 분위기가 이렇다 보니 퇴근하고 집에 들어가는 게 고역이다. 화기애애하게 웃고 있다가도 내가 들어가면 딱 멈추는 것 같은 냉랭한 공기 속에 서재 방까지 걸어 들어가는 것이 굴욕적이다. 회사나 동창, 친척이나 지인에겐 인정받는 내가 집에서는 마치 없는 존재 같은 투명인간 대우를 받는다. 결국 오늘도 퇴근하고 집에 바로 들어가기 싫어서 근처 사무실에 근무하는 동창을 불러 고깃집에서 술을 마셨다. 세상 돌아가는 얘기, 정치 얘기, 건강 얘기……. 별다른 화제도 없이 이런저런 얘기를 주워섬기며 시간을 때운다. 고깃집에서 나오니 9시가 조금 넘었다. 이 시간에 들어가면 그 숨 막히는 정적을 1시간 넘게 느껴야 한다. 동창을 끌고 가까운 맥줏집으로 2차를 간다. 1시간쯤 맥주를 마시고 대리 기사를 불러 집으로 향한다.

아파트 주차장의 싸늘한 공기가 느껴진다. 집 현관 비밀번호를 누른다. 벌써 숨이 막혀온다. 아니나 다를까 아내는 아예 눈조차 마주치지 않는다. 이 꼴 저 꼴 보지 않아도 되니 차라리 방 안이 편하다. 옷도 벗는 둥 마는 둥 하고 벌렁 드러누웠다. 휴대폰에 카톡 알림이 울린다. 대기화면에 아내의 카톡이 뜬다. '얘들 학원비 보내.' 내가 ATM인가? 돈 달라는 말 말고 다른 할 말은 없나? 이 집에서 나는 그저 돈 벌어오는 기계에 불과한 걸까? 대꾸하고 싶지도 않다.

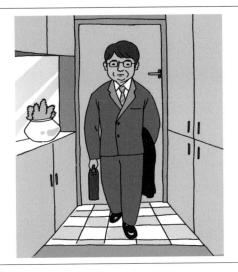

[그림 13] 코골이는 가족관계와 건강에 악영향을 미친다.

아내가 나와 이렇다 보니 다른 여자를 생각해 보지 않은 것도 아니다. 기회가 없었던 것도 아니지만 남자로서 예전만큼 자신이 없다. 그렇다고 딱히 불편한 것은 아니니 치료를 받은 적은 없다. 누구에게 터놓고 얘기하는 것 자체가 치부를 드러내는 것 같아 친한 동창이나 친구에게도 이 사실은 얘기하지 않고 여자를 만날 자리가 생기면 슬쩍 피하는 편이다. 속도 모르고 부부 사이가 좋아서 그런 줄 알지만 사실 남자로서의 능력을 제대로 발휘할 수 없다는 게 스스로 초라하게 느껴지기 때문이다. 아직 젊다고 생각했는데 몸이 예전 같지 않다.

⁍ 코골이, 부부관계와 건강을 망칠 수 있다 ⁍

부부 사이가 멀어진 것은 남편의 코골이로 각방을 쓰기 시작한 다음부터다. 각방을 쓰면서 남편과 아내 모두 심리적인 측면뿐 아니라 건강상에도 적지 않은 문제를 겪고 있다.

일단 아내는 우울증과 빠른 갱년기 증상을 느끼고 있다. 분노가 조절되지 않고 심장이 빠르게 뛰며 감정이 격해지는 것이 그 증상이다. 원만한 부부관계는 심리적으로 안정감과 소속감을 주어 여성호르몬의 분비를 촉진하고 대사작용을 원활하게 한다. 부부관계의 원만함 여부는 가족 갈등의 문제를 넘어 아내의 건강과도 직결된다.

남편 입장에서 살펴보면 문제는 더욱 심각하다. 남편은 아내와의 관계, 아이들과의 거리감 때문에 집에 들어가기 싫어 잦은 음주를 하고 있다. 음주가 숙면을 방해한다는 것은 검증된 사실이다. 음주는 수면 시 정상적인 호흡을 방해한다. 코를 곤다는 것은 비정상 호흡 상태로 수면의 질을 떨어뜨릴 뿐만 아니라 건강에 치명적인 영향을 준다.

수면의 질이 떨어진 남편은 만성피로로 신체적 고통과 무기력증,

집중력 저하를 느끼고 있다. 이는 업무 효율에 영향을 미쳐 업무 성과가 제대로 나지 않는 결과를 초래할 수 있다. 일에 매진해온 남편 입장에서 임원 승진을 앞두고 업무 성과가 나지 않는 것은 심리적으로도 압박이 될 것이다. 남편은 신체적인 피로는 물론이고 정신적인 스트레스를 동시에 받고 있는 상황이다. 만성피로와 스트레스가 발기부전을 초래한다는 것은 잘 알려진 사실이다. 잘 알려지지 않았지만 렘(REM, Rapid Eye Movement) 수면장애 또한 발기부전의 중요한 요인이다.

그렇다면 이 부부가 원만한 부부관계 회복을 통해 건강을 되찾으려면 어떻게 해야 할까? 오랜 시간 쌓인 서로에 대한 불신과 불만이 일시에 해소되기는 쉽지 않아 보인다. 방법은 몸과 마음이 가까워져야 한다. 몸이 먼저일까? 마음이 먼저일까?

＞< 코골이는 핑계, 핑계거리를 없애라 ＞<

마음이 멀어졌는데 핑계거리가 있다는 것은 참 좋은 구실이다. 부부가 관계를 회복하겠다고 결심했다면 우선 핑계거리를 없애야 한다. 이 부부처럼 부부관계가 걷잡을 수 없이 어긋난 사이가 아니라 금슬이 좋기로 유명한 가수 김정민 씨와 루미코 씨 부부도 각방을 쓴다. 이유는 김정민 씨의 코골이 때문이다. 각방을 쓰기 때문에 생길 수 있는 여러 가지 문제를 해결하기 위해 김정민 씨 부부는 다른 부부들보다 많은 시간과 노력을 들인다고 한다. 대부분의 가정은 아내와 남편이 각자 자녀를 돌보고 직장생활을 하는 등 신경 써야 할 일이 많기 때문에 부부관계에는 소홀하기 쉽다. 그래서 가장 손 쉽고도 최선의 방법이 한 방에서 생활하는 것이다.

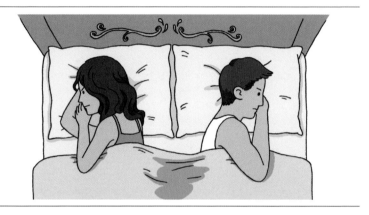

[그림 14] 잠자는 소리를 녹음해 들어보는 것이 갈등 해결의 시작이 될 수 있다.

코 고는 남편은 자신의 코골이가 아내의 숙면을 얼마나 방해하는지 알지 못한다. 코 고는 사람은 자신의 코 고는 소리를 들을 수 없기 때문이다. 그럼 어떻게 하는 것이 좋을까? 아내가 조금만 센스가 있다면 해결할 수 있다. 남편이 잠들면 코 고는 소리를 녹음해서 다음 날 아침 들려주는 것이다. 스마트폰에는 수면 상태를 녹음할 수 있는 어플을 쉽게 찾을 수 있다. 자신의 코골이 소리를 들어본 대부분의 사람들의 반응은 비슷하다. '남자가 코 좀 골 수 있지. 술 마시면 코 고는 거 당연한 거 아냐? 나는 다른 사람에 비하면 아주 양호해' 하던 남편의 태도가 바뀐다. 문제의 심각성을 비로소 인식하기 시작하는

것, 이것이 바로 코골이를 고치고 부부가 한 방에서 생활하며 관계를
회복해 가는 출발점이다.

아내의 우울증과 갱년기 증상, 남편의 만성피로와 발기부전, 도
저히 메울 수 없을 것 같던 부부간의 깊은 갈등을 해결하는 실마리는
의외로 작은 실천에서 출발한다. 바로 남편의 코골이를 녹음해서 들
어보는 것이다.

02

비만이 먼저냐,
코골이가 먼저냐?

코골이로 인한 수면장애는 배고픔을 느끼게 하는 호르몬인 그렐린을 분비시킨다. 그렐린은 과식하게 만들고 과식은 비만으로 이어진다. 그리고 비만은 다시 코골이의 원인이 된다.

특별히 많이 먹는 것도 아닌데 자꾸 살이 찐다면 코골이나 수면무호흡증이 아닌지 의심해 봐야 한다. 비만인 사람이 코를 골 확률이 높지만 코골이 때문에 살이 찌기도 하기 때문이다.

정말 코를 골면 살이 찔까? 시카고대학교 의과대학의 이브 밴 코터 박사는 20대 남성 12인을 대상으로 2일 동안 4시간만 자도록 하는 실험을 진행했다. 실험 결과 대상자들이 느끼는 배고픔은 평균 24% 증가했다. 실제로 호르몬 검사를 실시한 결과 포만감을 뇌에 전달하는 호르몬인 렙틴이 평균 18% 줄고 대신 배고픔을 자극하는 호

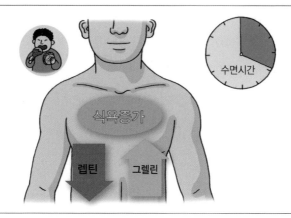

[그림 15] 수면시간이 짧아지면 그렐린이 더 많이 분비돼 배고픔을 더 느낀다.

르몬인 그렐린이 28% 증가했다.

또한 노스웨스턴 메모리얼 병원 필리스 지 박사는 수면시간을 제한하면 호르몬 분비와 대사가 당뇨 위험이 높은 사람들과 비슷한 상태로 바뀌면서 심혈관 질환을 유발하는 상태로 변화한다고 밝혔다.

현대인은 대부분 만성적 수면 부족 상태에 있다. 수면 부족은 단순히 잠이 부족한 차원을 떠나 배고픔을 느끼게 하는 호르몬을 분비시켜 과식을 하게 만들고 과식은 비만으로 이어진다.

앞서 숙면에 관한 중요 호르몬으로 멜라토닌과 성장호르몬을 언급했다. 잠을 자는 동안 우리 몸에서는 성장호르몬이 분비된다. 아이에게는 성장을 촉진하는 작용을 하지만 성인이 된 후 분비되는 성장호르몬은 상처 입은 조직의 회복과 지방분해를 촉진하고 면역력을 회복하는 작용을 한다. 숙면을 취해야만 지방분해가 촉진되어 비만을 막을 수 있다.

수면은 양도 중요하지만 질은 더 중요하다. 위의 실험은 단순히 수면의 양을 조절했지만 실질적으론 수면의 질이 더 크게 숙면 여부를 좌우한다. 그래서 호흡곤란은 잠자는 시간과 상관없이 수면 부족을 야기할 수밖에 없다. 길게 자도 피곤한 이유다.

수면 부족으로 지방분해를 촉진하는 성장호르몬이 제대로 분비되지 않으면 살찌기 쉬운 체질이 된다. 또 한 번 살이 찌기 시작하면 상기도에도 지방이 축적되어 호흡곤란 증상은 더 심해지고 이는 또다시 수면 부족을 불러오는 악순환에 빠지게 된다. 악순환의 고리를 단호하게 끊어야 한다. 그 고리는 잠자는 동안의 호흡에 있다.

✕ 작고 귀여운 미인형 얼굴이 코골이가 많다 ✕

동양인의 기도 형태는 서양인보다 앞뒤 길이가 짧아 마른 체형이라도 누웠을 때 폐쇄되기 쉽다. 특히 여성은 직장과 육아, 가사의 삼중고와 스트레스로 코골이 발생 빈도가 현격히 높아졌다.

뚱뚱한 사람이 코를 고는 것은 위와 같은 이유라고 하지만, 날씬한 사람들은 왜 코를 골까? 서양인에 비해 우리나라 사람들은 비만하지 않아도 코를 골 확률이 높다. 원인은 서양인과 동양인의 체형차이 때문이다. 서양인은 두상이 앞뒤로 긴 형태를 가지지만 동양인은 좌우로 넓은 형이 많다. 이에 따라 기도, 즉 숨길의 형태도 다를 수밖에 없다. 동양인의 기도 형태는 서양인보다 앞뒤 길이가 짧다. 낮 시간에 생활할 때는 아무 문제가 없지만 바닥에 등을 붙이고 바로 누워 잠이 들면 상황은 달라진다. 잠이 들면 근육이 이완되어 목젖이 늘어지고 조직의 탄력이 떨어지면서 기도가 좁아진다. 여기에 턱과 혀가 뒤로 처지면서 기도는 더욱 좁아진다.

기도가 좁아질수록 코골이는 심해지고, 기도가 막혀 숨을 쉴 수 없는 경우까지 간다. 기도가 막혀 10초 이상 호흡정지 상태가 되는 것이 바로 폐쇄성 수면무호흡이다. 코를 고는 사람 대부분은 수면무호흡증을 동반한다. 코 고는 소리가 크다는 것은 그만큼 폐활량이 좋은 경우로 오히려 무호흡을 발견하기가 쉽다. 하지만 마른 체형인 경우 코 고는 소리가 작거나 거의 나지 않는 저호흡이나 수면무호흡증인 경우가 많다. 그래서 마른 사람이 코를 골지는 않지만 상기도저항증후군이라는 수면 중 호흡장애로 고통받는 일이 더 흔하다.

코골이는 배가 나온 중년 남성의 전유물이 아니다. 날씬한 20대 여성이나 30대 주부도 예외가 될 수 없다. 특히 스트레스로 코르티솔 수치가 높아지면 숙면을 유도하는 멜라토닌의 분비가 억제되어 수면 중 호흡장애를 겪게 된다. 20대 직장여성과 육아와 가사, 직장을 병행하는 30대 여성의 코골이가 급격히 늘어나는 이유도 만성피로와 함께 코르티솔 호르몬이 과도하게 분비되기 때문이다. 그만큼 고도의 스트레스를 지속적으로 받고 있다는 뜻이다.

현상은 동일하게 코골이와 수면 중 호흡이 멈추는 폐쇄성 수면무호흡증이지만 체형에 따라 성별에 따라 연령에 따라 코골이와 수면무호흡증을 유발하는 인자는 이처럼 다양하다. 그러나 안타깝게도 많은 사람들이 자신의 수면 문제를 자각하지 못하고 있다. 설사 수면에 문제가 있다는 자각이 들더라도 단순히 자도 자도 피곤한 만성피로쯤으로 치부하곤 한다.

그래서 자신의 수면에 어떤 문제가 있는지 파악하는 것이 급선무다. 문제를 파악했다면 원인을 되짚어나가고 그 원인을 해결하는 것이 가장 좋은 해법이다. 코골이의 원인은 앞에서 다각도로 살펴보았다. 이 중 내가 해당되는 것이 무엇인지 안다면 해결하는 방법도 존재한다. 세상엔 답이 없는 상황도 많지만 코골이는 반드시 답이 존재한다. 숙면은 쟁취하는 자의 것이다. 그 시작은 오늘 밤 나의 수면 상태를 녹음하는 것부터다.

03

최악의
잠자리 매너

매너는 타인에 대한 배려다. 타인이 불편하거나 불쾌하지 않게 해주기 위해 스스로를 절제하는 것이다. 코골이는 의도치 않게 타인을 괴롭히며 불편하게 한다. 의도하지 않았더라도 타인이 불편했다면 매너가 없는 것이다. 모른다고 해서 용서되는 것은 아니다.

매너는 가까운 사람에게 더 중요하게 지켜야 한다. 그래서 타인에 대한 배려심이 많은 사람은 여행이나 출장 시 독방을 잡고 부부가 각방을 쓴다. 이게 현명한 대처법일까? 코골이 때문에 언제까지 혼자잘 건가? 다른 사람과 함께 잔다는 것은 인생에 각별한 인연이다. 코골이 때문에 인연이 멀어진다면 그 날아간 기회와 보이지 않는 손해는 어찌할 것인가?

〈먹고 기도하고 사랑하라〉라는 영화가 있다. 안정적인 직장, 번

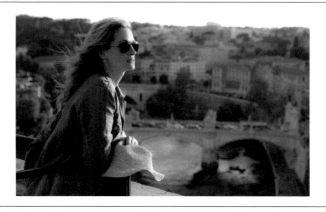

[사진 1] 영화 〈먹고 기도하고 사랑하라〉의 한 장면

듯한 남편, 맨해튼의 아파트까지 모든 것이 완벽해 보이는 주인공 리즈(줄리아 로버츠)가 이게 과연 자신이 원했던 삶이 맞는지 의문을 품은 채, 모든 것을 버려두고 1년간 혼자 여행을 떠나 자신을 찾아가는 내용이다. 여행지에서 먹고 마시고 사랑에 대해 고민하는 주인공의 모습은 어디론가 훌쩍 떠나고 싶은 20~30대 여성의 마음을 대변하며 상당한 인기를 끌었다.

〈먹고 기도하고 사랑하라〉의 주인공 리즈처럼 1년간의 여행은 언감생심 꿈도 꾸기 힘들지만 여름휴가에 가까운 해외에 다녀오자고 마음먹은 사람은 많다. 그런데 여기 여행이 두려운 여성이 있다. 여행이 왜 두렵냐고? 혼자 가서? 낯선 곳이 무서워서? 아니다. 그녀가 여행을 두려워하는 것은 남들에게 말 못할 비밀이 있기 때문이다. 그녀의 얘기를 들어보자.

>< 20대 그녀의 이야기 ><

대학 엠티에서 코골이로 망신을 당한 뒤로 밖에 나가서 자야 하는 여행과 출장이 두려웠다. 이제 결혼을 앞두고 신혼여행 첫날밤이 걱정된다.

대학만 가면 모든 게 장밋빛일 거란 주변 사람들의 말을 믿었던 내가 바보였다. 설레는 마음으로 떠난 대학 첫 엠티가 내 인생의 악몽의 시작이었다. 과 오리엔테이션을 할 때부터 한눈에 반한 선배가 있었다. 신입생 수련회에서 밤새 술도 마시며 얘기할 생각에 가슴이 한껏 부풀었고 집이 아닌 곳에서 자는 건 가족들과 함께한 가족여행과 수학여행 빼고는 처음이었기 때문에 한층 더 설레었다. 환영 파티가 시작되었다. 운 좋게도 나는 선배 옆자리에 앉을 수 있었다. 맥주가 몇 잔씩 오가며 분위기가 달아올랐고 게임을 하며 선배와 나는 몇 번인가 눈빛을 교환하기에 이르렀다. 드디어 꿈꾸던 캠퍼스의 낭만이 시작되려는 찰나였다.

그렇게 밤이 깊어지고 하나둘 아무렇게나 콘도 거실 바닥에 누워 잠이 들었다. 나도 어느새 잠이 들었는지 눈을 떠보니 벌써 같은 방을 쓰는 대부분의 사람들이 일어나 있었다. 그런데 나를 바라보는 시선이 이상하다. 뭔가 피하는 듯한 느낌, 눈을 마주치지 않는다. 무슨 일이지? 간밤에 무슨 실수라도 했나? 아무리 생각해 봐도 딱히 떠오르는 게 없었다. 그도 그럴 것이 좋아하는 선배가 옆에 있어 잔뜩 긴장하고 있었기 때문에 실수를 할 리가 없다. 알 수 없는 불안감에 어쩔 줄 몰라 하는데 좋아하는 선배가 아침 일정이 곧 시작된다는 것을 알리러 신입생 방을 찾아왔다. 그리고 선배는 재미있다는 표정으로 나를 보며 이렇게 말했다.

"너 얌전하게 말도 별로 안 하더니 잠들자마자 코 엄청 골더라? 웬만한 남자 저리가라던데? 천둥소녀 화끈했어. 하하하."

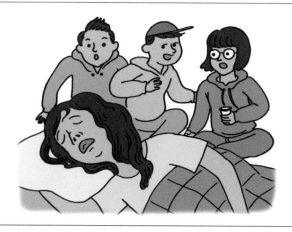

[그림 16] 대학 첫 엠티 때 코골이로 창피를 당한 후 외박이 두려워졌다.

신입생 수련회 이후 과에서 내 별명은 '천둥소녀'가 되었다. 내 이름은 몰라도 천둥소녀란 별명을 모르는 사람이 없을 정도로 나는 코고는 여자로 유명해졌다. 그 뒤로 졸업할 때까지 엠티가 있다고 하면 가급적 참석하지 않으려 애썼고 가더라도 밤새 한숨도 자지 않고 밤을 지새웠다. 잠이 들면 코를 곤다는 것을 안 이상 잠들 수 없었던 것이다. 물론 좋아하는 선배에게 천둥소녀란 소리를 들었으니 캠퍼스의 낭만은커녕 선배를 피해 다니기 바빴다.

졸업을 하고 직장에 취직했다. 직장 선배들은 친절했고 바로 위에 사수인 여자 선배와는 단짝이라고 할 정도로 친해져서 2년쯤 되자 나는 평범한 직장인이 되었다. 그리고 단짝 선배와 첫 해외 출장이 잡혔다. 분기별로 있는 의례적인 출장이고 가서 진행할 일도 그렇게 어렵지 않은데다 선배가 함께였기 때문에 별로 떨리지 않았다. 그런데 막상 출장 날짜가 닥쳐오자 악몽이 되살아났다. 출장지인 일본 도쿄는 호텔비가 비싸서 룸 하나에 트윈 침대로 숙박이 잡혀 있었다. 잠을 자지 않기로 결심하고 출장을 떠났다. 그리고 결론부터 말하자면 실패했다. 낯선 곳에 말이 거의 통하지 않는 사람들과의 기나긴 회의와 식사자리, 그리고 밀리는 도쿄의 대중교통에 시달린 뒤라 나는 완전 깊은 잠에 빠져버렸고 선배 언니는 나의 코 고는 소리에 뜬 눈으로 밤을 지새웠다고 했다.

다행히 선배 언니는 좀 놀라기는 했지만 그 뒤로 오히려 코골이에 도움이 된다는 것을 여러 가지 검색해서 추천해 주었다. 나는 터놓고 상담할 수 있는 사람이 생겨서 다행이었다. 선배의 추천으로 코골이 밴드, 비강확장 스프레이, 코골이 테이프, 마우스피스에 이르기까지 효과가 있다는 건 정말 안 해 본 게 없을 정도다. 하지만 대부분 너무 불편하거나 효과가 없었다.

내 입으로 얘기하긴 부끄럽지만 얼굴도 작은 편에 그다지 못생기지 않았고, 키도 적당히 큰 편이라 회사에서도 은근히 나를 좋아하는 사람이 많았다. 소개팅도 여러 번 들어왔다. 그리고 나는 지금 결혼을 앞두고 있다. 회사 선배의 소개로 만난 사람과 1년 조금 넘게 사귀고 결혼을 결심하게 되었다. 양가 부모님 상견례도 마쳤고, 결혼식장도 예약했다. '스드메'라고 하는 스튜디오 촬영, 드레스, 메이크업도 결정했다. 결혼 준비를 하면서 많이 싸운다고 들었는데 우린 거의 다툰 적이 없다. 예비 시댁도 아직까지는 잘해주셔서 불만이 없다.

문제가 있다면 딱 하나 나의 코골이다. 그동안 예비 신랑과 여행을 한 적은 있지만 당일치기여서 잠을 잔 적이 없다. 예비 신랑은 그런 내가 정숙하다고 은근히 더 좋아하는 눈치지만 이유가 다른 데 있다는 걸 알면 실망하겠지. 게다가 당장 신혼 여행지를 고르는데 어떻게 해야 할지 막막하다. 하와이, 몰디브, 오키나와, 팔라우…… 에메랄드빛 바다와 아름다운 풀빌라 사진을 봐도 전혀 기쁘지 않다.

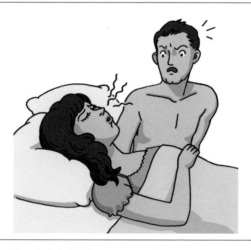

[그림 17] 코골이는 이성의 환상을 깨는데 일조한다.

예비 신랑은 내 코골이를 전혀 모른다. 시끄럽게 코를 고는 내 모습을 보면 어떻게 반응할까? 농담 삼아 슬쩍 말해본 적이 있지만 전혀 진지하게 받아들이는 것 같지 않고, 자기 집에는 코 고는 사람이 없어서 잘 모르지만 설마 그렇게 심하겠냐는 눈치였다. 평소에 코 고는 걸 들어본 적이 별로 없다니 분명 내가 코를 골면 엄청나게 당황할 게 틀림없다. 남들은 인생의 가장 절정이자 최고의 여행으로 신혼여행을 꼽는다는데 나는 신혼여행이 마치 재판을 받으러 법정에 출두하는 기분이다.

╳ 작은 얼굴, 구강 구조가 코골이를 유발한다 ╳

여성 4명 중 1명은 코골이로 고민하고 있으며, 얼굴 작고 귀여운 미인이 코를 더 많이 곤다. 시끄러운 코골이도 문제지만 조용한 코골이도 문제다.

위의 사례처럼 여성 전용 SNS나 카페 글을 보면 상당수의 젊은 여성이 코골이로 고민하고 있음을 알 수 있다. 학계 조사 자료를 참고하면 남성의 40%, 여성의 26%가 습관적인 코골이를 겪고 있다고 한다. 코골이는 중년 남성의 전유물처럼 알고 있었는데 의외로 젊은 여성이 코골이로 고민하는 사례가 늘었다는 것은 뭘 의미할까?

일단은 안면 구조의 변화를 들 수 있다. 예전 부모님 세대에 비해 젊은 여성의 얼굴은 작고 갸름해졌다. 의학적으로는 하악골이 좁아졌다는 것을 의미하며 이것은 구강이 좁아졌다는 것을 의미하기도

한다. 게다가 요즘은 돌출입 교정과 성형이 유행하고 있다. 치아 교정을 거치면 대체로 하악이 좁은 형태로 변모하기 때문에 얼굴이 갸름해져서 외모는 보기 좋아질지 모르겠지만 구강이 좁아져 숨 쉬는 환경은 열악해진다. 이런 구강 구조가 깨어 있을 때는 상관없지만 잠을 잘 때 문제가 된다.

구강이 좁다 보니 혀와 목젖이 조금만 처져도 기도가 좁아져 코를 골게 되기 때문이다. 혀가 있을 공간이 그만큼 줄어들었으니 혀도 피곤하다. 피곤이 심할수록 근육은 더 처지게 마련이다. 막히는 정도에 따라 단순 코골이, 목골이, 저호흡, 무호흡의 순서로 발생한다. 치아 교정 이후 코를 골게 되었다는 사례는 굉장히 많고 심지어 치과나 성형외과에 소송을 거는 경우도 있다. 아름다움과 자신감을 위해 혹은 건강상의 이유로 어려운 교정 과정을 버텼는데 코골이라는 부작용을 맞게 되리라고 상상해본 사람이 있을까? 안타까운 현실이다.

교정을 하지 않았어도 태어날 때부터 얼굴이 작거나 특히 구강이 작은 사람은 코를 골 확률이 높다. 과거 코골이 하면 뚱뚱하고 목 짧고 나이 든 아저씨를 생각했다. 하지만 이제는 코골이에 대한 선입견이 바뀌어야 한다. 얼굴 작고 귀여운 미인이 코를 더 많이 곤다.

얼굴 작고 날씬한 여성들이 코를 곤다는 것을 보통 사람들은 잘 모른다. 코를 골아도 시끄럽지 않기 때문에 귀엽게 봐준다.

소리의 크기는 기도를 통과하는 공기의 속도에 비례한다. 그래서 폐활량이 큰 사람이 소리도 크다. 여자보다 남자의 코골이 소리가 큰 이유다. 여성의 코골이 소리가 크다는 것은 그만큼 신체 조건이 좋다는 것이니 창피할 일이 아니다. 그러나 문제는 숨소리마저 제대로 나지 않는 호흡곤란 상태에 빠지는 안타까운 여성들이다.

소리가 나게 코를 골지 않는데도 자주 깨고 아침에 일어나기 힘들고 잠을 자고 나도 피로가 풀리지 않고 피부가 푸석하고 머리가 개운하지 않고 낮에도 수시로 졸리면 자는 동안 호흡이 불안정해서 제대로 잠을 못자는 사람이라고 할 수 있다.

호흡이 안정적이지 못한 원인은 기도가 좁아졌기 때문이다. 태생적으로 기도가 좁은 사람도 있고 구강이 좁은 사람도 있고 혀가 커서 기도가 막히기도 하고 목젖 연구개가 늘어져 그런 사람도 있다. 원인은 달라도 현상은 같다. 기도가 막히는 것이다.

해결방법은 잠을 자는 동안 기도가 막히지 않게 해주기만 하면 된다. 방법은 여러 가지가 있지만 자신에게 맞는 방법을 찾아야 한다.

여기서 유념해야 할 것은 수술이 먼저는 아니라는 사실이다. 수술이 나쁘다는 게 아니라 수술은 만약에 잘못되었을 경우 되돌릴 수 없다는 치명적인 리스크를 안고 있기 때문이다. 목구멍을 넓혀주는 수술이란 목구멍 주변 조직들을 잘라내는 것인데 목구멍의 역할이 단지 숨 쉬는 것만 있는 것은 아니다. 먹고 마시고 숨 쉬고 말하고 생존을 위해 필수적인 일을 해야 하는데 잘못되기라도 하면 그 뒷감당을 어떻게 할지 생각해 본다면 섣불리 칼을 대기 어려울 것이다.

04

태아가 위험하다,
임산부 코골이

폭발적인 성장 단계의 태아에게 산소 부족은 심각한 위험이 될 수 있다.

영국 에든버러대학의 닐 더글라스 박사가 〈유럽 호흡기 저널(European Respiratory Journal)〉에 임신 6개월이 넘은 여성 100명과 임신하지 않은 같은 연령대 여성 100명을 대상으로 조사한 결과를 발표했다. 이 연구에 따르면 임신 6개월 이상 된 여성 중 코를 고는 사람은 41%로 임신하지 않은 집단의 17%에 비해 2배 이상 많은 것으로 나타났다. 즉 임산부 중 거의 2명 중에 한 명은 코를 곤다는 얘기고, 그만큼 임산부 코골이가 흔하다는 말이다. 그러나 흔하다고 그냥 방치할 경우 산모와 태아에게 좋지 않은 영향을 끼치게 될 수 있으므로 주의를 기울일 필요가 있다.

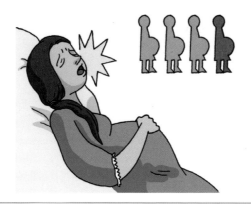

[그림 18] 연구에 따르면 임신 6개월 이상 된 여성 41%가 코골이를 하는 것으로 나타났다.

코골이, 수면무호흡증으로 저산소증에 빠지게 되면 신체는 자연스레 각성 상태가 되면서 혈압 상승을 초래한다. 이렇게 모체의 고혈압이 계속되면 태아에게 좋지 않은 환경이 조성되고, 태반 및 태아로 공급되는 혈류에 장애가 발생할 가능성도 있다.

여기 한 임산부의 사례가 있다. 경기도 분당에 사는 31세 A씨는 9월에 출산을 앞두고 몸 컨디션이 엉망이다. 만삭이 다 되어가면서 수면 중에 자주 깨어 낮에는 피곤하고 졸음이 쏟아져 견딜 수가 없다. 출산 직전까지 직장생활을 계속해야 하는 A씨는 고민 끝에 전문가를 찾아가 상담해 보니 코골이와 수면무호흡증이 원인이라고 했다.

왜 임신을 하면 코골이가 생기는 걸까?

살이 찌면 코골이가 더 심해진다는 것쯤은 이 글을 읽는 독자라면 이미 사전 지식이 있을 것이다. 살이 찌면 목구멍에도 살이 쪄서 기도가 좁아지기 때문일까? 물론 그런 영향이 아주 없는 것은 아니지만 더 큰 원인은 다른 데 있다. 살이 찌는 만큼 산소가 더 많이 필요하기 때문이다. 같은 직경의 관으로 더 많은 양의 산소를 통과시키기 위해서는 속도를 높여야 한다. 속도가 높아지면 소음은 더 커진다. 파동이 커지기 때문이다.

생명을 잉태하면 일반적으로 살이 찐 것보다 더 많은 산소가 필요한 것은 두말할 것도 없다. 게다가 몸이 붓고 살이 쪄 기도는 더 좁아진다. 숨길은 좁아지고 숨은 많이 쉬어야 하니 힘들게 숨을 쉰다. 숨쉴 때마다 저항이 커지고 그 저항을 뚫고 통과하는 숨소리가 코골이 소리다. 다시 한 번 강조하지만 꼭 소리가 크다고 해서 더 문제가 되는 것은 아니다. 소리가 작아도 또는 아예 소리가 나지 않아도 숨이 부족해지면 문제가 심각하다.

미세먼지가 많은 날 마스크를 쓰는 게 좋은가, 안 쓰는 게 좋은가의 문제로 설전이 벌어진 일이 있다. 안 쓰는 게 좋다는 쪽의 의견은 마스크가 호흡을 방해하여 산소 부족을 초래하는 데 이게 미세먼지로 인해 발생하는 문제보다 더 큰 영향을 미친다는 논리였다.

마스크를 쓰면 숨 쉬는 게 좀 답답하다. 하물며 저호흡증, 무호흡증은 마스크에 비할 바가 아니다. 심각한 상황이다. 왕성한 세포 분열이 일어나고 있는 태아의 입장에서 보면 산소 부족은 재앙이 아닐수 없다. 게다가 엄마의 수면장애는 정상적인 호르몬 분비를 방해하여 상황을 더욱 악화시킨다.

⚡ 1mm도 큰 차이다 ⚡

배가 나오면 기도를 당겨 내린다. 아래로 당겨진 기도의 위치가 코골이를 유발하기도 한다.

평소 한 번도 코를 곤 적이 없는데 임신 중 코를 골게 되는 이유는 앞에서 말한 것들과 함께 점차 임신 말기로 다가갈수록 체중이 늘고 태아가 커져 복부가 처지면서 기도를 끌어내리기 때문이다. 많은 고객들과 만나면서 0.5㎜ 차이로도 코를 골 수도 있고 안 골 수도 있다는 사실을 임상적으로 확인했다. 기도의 미세한 변화에도 호흡은 영향을 받는다는 뜻이다.

아이를 잉태하게 되면 혈압이 다소 오르는 것이 정상이다. 또 하나의 생명체에게도 혈액을 나눠야 하기 때문이다. 그러나 지나치게 혈압이 오르면 문제가 발생한다. 임산부의 고혈압은 임신중독증을 유발하는데, 임신중독증이 심해지면 경련을 일으켜 산모와 태아의 생명을 위협한다. 임신중독증은 서서히 발현하는 것이 아니라 급성으로 오기 때문에 오늘 정기 검진 결과 아무 이상이 없다가도 내일 발병할 수 있다. 임신성 고혈압과 당뇨는 대표적으로 임신중독증을 일으키기 쉬운 조건이다.

임신중독증이 오면 태아의 성장 지연이나 심하면 태아가 사산되기도 해서 임신중독증이 판명되는 즉시 제왕절개를 통해 출산한다. 게다가 모체는 더욱 심각한 타격을 입는데 간과 신장 기능의 이상, 혈소판 감소, 폐부종 등이 나타날 수 있다. 이런 증상은 급격하게 진행되고 유일한 해결방법은 출산밖에 없기 때문에 태아의 월령과 상관없이 임신중독증이 판명되는 순간 엄마의 생존을 위해 출산을 유도한다. 요즘은 출산 연령이 점점 높아지는 추세다. 그렇다 보니 상당수의 산모가 고령임산부로 나이가 많을수록 임신중독증에 걸릴 위험이 높아지기 때문에 특히 주의해야 한다.

⁑ 태아의 성장 지연을 유발하는 산모 코골이 ⁑

산모의 코골이는 태아의 성장 지연을 유발한다.

임신중독증까지 가지는 않더라도 코를 곤다는 것은 모체에 산소가 부족하다는 뜻이므로 태아에게도 산소가 원활하게 공급되지 않음을 의미한다. 자궁에서 어마어마한 속도로 성장하며 신체 기관을 형성 중인 태아에게 산소가 부족하다는 것은 당연히 성인보다 훨씬 치명적일 수밖에 없다. 태아의 성장 지연이라고 뭉뚱그려 표현하지만 다양한 발달 부진 또는 선천성 질환이 발현될 수 있으므로 태아를 가진 엄마의 코골이는 단순히 수면 방해로 넘길 문제는 아니다.

내 아이에겐 좋은 것만 주고 싶은 것이 모든 엄마의 마음이다. 특히 아이를 품고 있는 임신 기간은 극도로 예민할 수밖에 없다. 태동 등을 통해 태아의 상태를 직접적으로 느낄 수 있기 때문에 모체와 아이는 탯줄을 통해 하나로 연결된, 엄밀한 의미에서 하나의 인체다. 그래서 엄마의 코골이 때문에 아이에게 아주 작은 부분이라도 문제가 생긴다면, 엄마는 감당할 수 없는 죄책감을 느낄 수 있다.

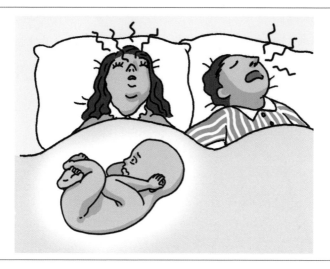

[그림 19] 태아는 괴롭다. 어쩌면 공포를 느낄 수도 있다.

또 하나 유념해야 할 것이 있다. 코골이 소리다. 코골이 소리는 누가 들어도 아름답거나 감미롭지 않다. 태교를 위해 좋은 음악을 듣고 좋은 소리를 들으려 노력한다. 밤이 되면 들려오는 굉음은 이러한 노력들을 수포로 만들 수도 있다. 아이는 고통을 느낄지 모른다. 어쩌면 공포에 빠질 수도 있다. 그래서 엄마뿐 아니라 아빠의 코골이도 심하다면 아이를 위해서라도 시급하게 해결해야 한다.

그렇다면 어떻게 해야 할까? 일반적으로 코골이는 수술적인 치료와 양압식 기도확장기 치료, 구강형 기도확장기 치료가 있다. 그러나 임신 중 수술은 불가능할뿐더러 양압식 기도확장기나 구강형 기도확장기 치료의 경우 200~300만 원 정도가 소요된다. 선뜻 결정하기가 쉽지 않을 수 있다. 비용 때문에 망설이는 동안 문제는 누적이 되어 태아와 산모는 피해가 커진다. 화려한 결혼식을 위해 수백만 원을 쓰고 기억에 남는 신혼여행을 위해 수백만 원을 쓰는 사람이 많다. 무엇이 더 중요할까? 돈 때문에 망설이고 미루는 것보다는 하루라도 빨리 아이를 위해 최선의 방법을 찾는 것이 현명한 선택이 아닐까. 꼭 비용이 많이 드는 방법만 있는 것은 아니다.

ⅹ 옆으로 누워 자면 코골이를 줄일 수 있다 ⅹ

임신 중 코골이는 옆으로 누워 자는 수면 자세와 이를 돕는 베개가 효과적이다.

돈을 최소한으로 들이고도 임산부의 코골이를 줄여줄 방법이 있다. 바로 왼쪽 옆으로 누워 자는 것이다. 왼쪽 옆으로 누우면 복부가 폐를 누르지 않아 한결 숨 쉬기가 편해지기 때문이다. 문제는 한쪽으로 돌아누우면 목과 어깨가 불편해 자주 뒤척이게 되고 그때마다 잠이 깨서 숙면을 취할 수 없다는 점이다. 자세만으로는 완전히 해결할 수 없는 임산부 코골이를 해결하는 보다 안전한 방법이 있다. 앞에 사례에 나온 A씨가 사용한 방법인데 바로 맞춤 베개다. 시중에 파는 임산부용 베개와 달리 여러 요인을 감안하여 개인별로 맞춤 제작하는 베개다. 신발의 모양이 비슷하다고 내 발에 다 맞는 것이 아닌 것처럼 비슷해 보이는 베개로 나에게 꼭 맞추는 게 가장 좋다.

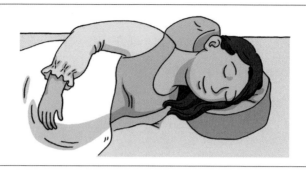

[그림 20] 체형분석 맞춤 베개의 사용은 임산부 코골이를 줄이는 방법이 된다.

맞춤 베개의 원리는 단순하다. 수면 중에 머리와 목이 이상적인 각도를 유지할 수 있도록 안정시켜 목근육의 긴장을 풀어주고 목뼈가 제 위치에 맞게 놓이면서, 근육과 인대는 물론 목뼈 사이를 통과하는 신경과 혈관까지 긴장이 풀어지고 기도가 확보되면서 자연스레 코골이가 사라지는 방식이다.

좋은 베개는 옆으로 잘 때도 목이 꺾이거나 어깨에 압박이 가해지지 않아 목뼈와 허리뼈, 그리고 어깨까지도 편안하다. 코골이가 아니더라도 임신 후기로 갈수록 밤낮이 바뀌게 되고 수면의 질이 현저하게 떨어지면서 불면증을 호소하는 임산부가 많다. 시판되는 임산부용 베개는 단순히 옆으로 누워 잘 때 어깨가 눌리는 것을 막아주고 다리를 걸치게 해주는 정도다.

많은 사람들이 좋은 베개를 찾기 위해 노력과 비용과 시간을 투자한다. 하지만 나에게 꼭 맞는 베개를 찾는 것은 매우 어렵다. 베개에 나를 맞출 것이 아니라 베개를 나에게 맞추는 게 훨씬 빠르고 비용도 적게 든다.

중요한 것은 스스로 조절이 가능해야 한다. 몸이 변하고 침구가 바뀌면 조절이 필요하다. 실제로 2~3㎜ 차이로 목과 숨이 편안해지기도 하고 불편해질 수도 있다.

특히 임산부는 체형이 빠르게 변하므로 자가 조절형 맞춤 베개는 필수라 할 것이다.

05

갱년기의
설상가상

갱년기가 되면 여성호르몬의 감소로 피부 탄력이 떨어지고 기도 주변 근육이 약해지며 수면성 호흡곤란이 발생한다.

50대가 넘어가면 폐경기와 갱년기를 맞은 여성이 수면장애를 호소하는 경우가 많다. 잠들기 어렵고 잠이 들어도 중간에 자주 깬다는 것이다. 그런데 병원에서는 특별한 치료 없이 그저 수면유도제를 처방해 주는 정도가 고작이다.

수면장애와 더불어 이 시기 여성이 가장 많이 호소하는 증상은 안면홍조다. 전체 폐경기 여성의 61%가 안면홍조 증상을 호소한다. 다양한 갱년기 증상은 생리가 완전히 끊기는 시기가 아닌 그전부터 서서히 나타나기도 한다. 얼굴·목·가슴에 갑작스런 열감을 느끼고 피부가 달아오른다. 잠을 잘 때 화끈거림이 심해져 식은땀에 젖어 잠을 깨기 일쑤다. 폐경 후 4년 정도면 4명 중 3명은 치료하지 않아도 증상이 사라진다. 하지만 4명 중 1명은 증상이 5년 이상 지속되기도 한다.

게다가 갱년기 여성은 골다공증과 심혈관 질환 위험도 높아진다. 에스트로겐이란 여성호르몬은 골밀도를 유지하는 중요한 호르몬이다. 폐경이 찾아오면서 이 에스트로겐이 감소하면 골밀도도 떨어진다. 폐경 후 5년이 지나면 폐경 전에 비해 골밀도가 절반으로 감소한다. 이를 방치하면 허리뼈가 변형돼 뒤로 볼록 튀어나오면서 허리가 짧아지고 앞 가슴뼈가 늘어나는 노인 체형으로 바뀌게 된다. 키도 줄어든다. 혈관도 에스트로겐의 보호 작용을 받지 못해 동맥경화와 같은 심혈관 질환 위험이 높아진다.

비뇨기와 생식기 질환도 많이 겪는다. 주로 폐경 후 3~4년이 지나서 나타난다. 여성호르몬이 줄어들면 피부 상피세포가 점점 얇아지고 건조해지며 탄력성을 잃는다. 질과 요도의 상피세포도 건조해져서 염증이 생기거나 화끈거리고, 방광 기능 약화로 소변을 보는 횟수도 늘어난다.

얼굴 등 피부 탄력을 회복하기 위해선 화장품을 바르지만, 체내 세포의 탄력이 떨어지는 것과 근육이 늘어지는 것은 화장품으로 막을 수 없다. 코를 곤 적이 없던 여성이 갱년기에 접어들면서 코를 골기 시작하는 이유가 이 때문이다.

코골이 소리가 크지 않아도 가슴이 답답하거나 자주 깬다면 호흡에 문제가 생겼음을 의심해 볼 수 있다.

여기 폐경과 함께 찾아온 갱년기 증상으로 고민하는 40대 후반의 여성이 있다. 이 주부는 무기력증, 기억력 감퇴, 우울증과 불면증에 시달리고 있다. 분노 조절이 되지 않는 것도 코골이와 수면 부족이 원인이다. 그녀의 이야기를 들어보자.

✕ 갱년기를 맞은 어느 주부의 이야기 ✕

최근 들어 매사가 의욕이 없고, 뭘 생각하려고 해도 기억도 잘 안 나고 멍하다. 숙면을 취하지 못하고 수시로 잠이 깬다. 몸은 피곤한데 왜 잠을 이루지 못하는지 이해가 안 된다. 쓸데없는 걱정과 생각이 꼬리를 물고 떠올라 이렇게 살아서 뭐하나 싶고 서글픈 생각이 든다. 밤에는 그런 기분이 더 심해진다. 그러다 보니 아침에 일어나도 몸이 무겁고 목 언저리가 뻣뻣해서 두통약을 달고 산다. 일상적인 일에 신경질 나고 답답하다.

집안일에 점점 무관심한 남편과 도대체 무슨 생각으로 사는지 알 수 없는 아이들의 모습을 보면 속에서 울화통이 치밀어올라 짜증을 자주 내게 되고 아이들은 그런 나를 '버럭 엄마'니 '분노조절장애'니 하며 피하려 든다. 어쩔 땐 정말 내가 분노조절장애가 아닌가 의심스럽기까지 하다.

시시때때로 울컥울컥 화가 치밀고, 내 자리가 없는 것 같은 우울증이 시작된 건 폐경이 온 작년부터다. 생리가 멈춘 뒤로 하루에도 수십 번 몸에 열이 오르내리고 얼굴은 붉어진다. 밤이 되면 더 심해져서 차라리 자는 걸 포기할 정도다. 어젯밤도 그러다 겨우 잠이 들었는데 오늘 아침 아이의 청천벽력 같은 한마디에 눈물이 날 뻔했다.

내가 심하게 코를 곤다는 것이다. 남편이 코를 골아서 당분간 각방을 쓰자고 할 정도로 소리에 예민한 내가 코를 곤다니 믿을 수가 없었다. 아침밥을 먹는 둥 마는 둥 하고 나갈 채비를 서두르는 아이를 불러 세워 자세히 물어보니 내가 큰 소리로 코를 곤 지가 꽤 되었고, 코 고는 소리 때문에 밤에 공부할 때 차라리 이어폰을 끼고 음악을 들을 정도라는 것이다. 아이의 말을 들으며 나는 마지막 남은 여자로서의 자존심까지 무너지는 것 같았다.

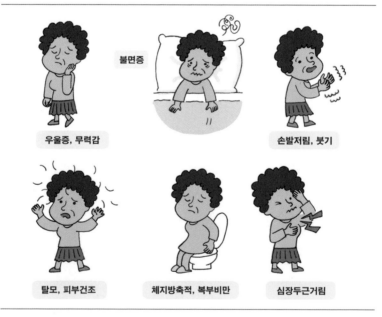

[그림 21] 코골이와 갱년기가 만나면 증상은 더욱 심해진다.

╳ 갱년기 코골이, 특별한 관심이 필요한 이유 ╳

우울증을 동반하는 갱년기 코골이는 일상생활에 장애를 초래하므로 가족의 각별한 관심이 필요하다.

사례의 여성은 폐경 이후 찾아온 갱년기 증상으로 고통받는 대표적인 케이스다. 안면홍조, 무기력증, 분노조절장애, 불면증, 두통, 우울증 그리고 코골이까지. 특히 밤에 제대로 잠을 자지 못하자 두통과 무기력증이 심해지면서 낮에도 감정조절이 제대로 되지 않으면서 분노조절장애까지 의심하고 있다.

위 여성처럼 갱년기 증상과 함께 찾아오는 코골이는 다른 증상들에 묻혀 모르고 지나가는 경우가 많다. 그나마 사례의 여성은 코 고는 소리가 커서 가족에 의해 코골이를 발견할 수 있었지만, 상당수의 갱년기 여성 코골이는 코 고는 소리가 약하고 자주 뒤척인다. 입을 벌리고 자기도 하는데, 이때 얼굴 구조상 혀가 뒤로 빠져 호흡이 곤란해진다. 저혈압, 소화 장애, 우울증 등이 함께 찾아오는 이 '조용한 코골이'는 여성 스스로가 자각하기가 쉽지 않아 발견이 늦어지는 경우가 많다.

폐경 이후 여성 호르몬인 에스트로겐이 급감하면서 피부의 탄력이 떨어지게 된다. 게다가 여성 호르몬이 줄어들면서 살이 찌기 쉬운 체질이 되고 우울증을 동반한 경우 대인기피 증상이 생기기도 한다. 또한 운동 부족이 심각해지면서 목둘레가 늘어난다. 이와 같은 증상은 모두 수면 중 기도가 제대로 확보되지 않게 만드는 요인이다. 게

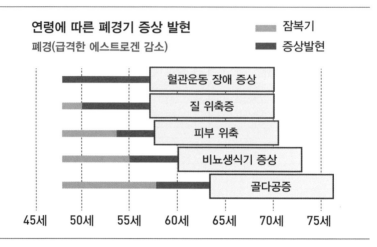

연령에 따른 폐경기 증상 발현 ▬ 잠복기

폐경(급격한 에스트로겐 감소) ▬ 증상발현

혈관운동 장애 증상

질 위축증

피부 위축

비뇨생식기 증상

골다공증

45세   50세   55세   60세   65세   70세   75세

[그래프 2] 폐경에 따른 신체의 증상

다가 밤에 잠이 잘 오지 않는다고 술을 마시는 여성이 있는데 수면 직전에 알코올 섭취는 숙면을 방해해 수면의 질을 더욱 떨어뜨린다. 잠이 잘 오지 않거나 잠을 자도 개운하지 않으면 근본 원인을 찾아 해결해야지 술을 마시는 것은 결코 답이 될 수 없다.

코골이는 단순히 소음 문제나 여성으로서 자존감의 문제만이 아니다. 코골이는 수면의 질을 현격하게 떨어뜨려 다음 날 일상생활에 장애를 초래하는데, 사례의 여성의 경우도 습관처럼 두통을 호소하고 멍하고 기억력이 감퇴하는 증상을 겪고 있다. 우리의 뇌는 가장 많은 산소와 에너지를 소비하는 장기로 수면 중에 산소 공급이 원활하지 못한 경우 두통과 기억력 감퇴 등 뇌 기능의 장애가 생긴다. 뿐만 아니라 밤에 충분히 수면을 취하지 못하므로 낮에 졸게 되고 이는 다시 밤에 잠이 오지 않는 불면증으로 이어지는 악순환이 반복된다.

일반적으로 수면의 질이 떨어지면 예민해져서 신경질적으로 변한다. 이는 우리 몸이 과도하게 외부 자극에 반응하는 것으로 분노조절장애로 오해하기 쉽지만, 수면의 질을 회복하면 거의가 사라진다.

갱년기 여성은 갱년기성 고혈압과 같은 순환기 증상을 겪기도 하는데 이런 고혈압 상태에서 코를 골 경우 혈압이 더욱 상승해 심장에 무리가 가고, 각종 심혈관 질환에 노출된다. 이는 심각할 경우 사망을 초래할 수도 있기 때문에 코골이를 비롯한 갱년기 증상은 가족의 관심이 무엇보다 절실하다.

하지만 가족이 관심을 보이고 싶어도 밤새 아내나 엄마가 잠자는 모습을 지켜볼 수는 없다. 이럴 땐 간단한 방법으로 수면을 모니터링해 보자. 바로 스마트폰으로 녹음하는 것이다. 함께 소리를 들어보면서 상황을 인식하고 문제를 해결하는 방법을 찾아야 한다. 기도가 협착되어 발생하는 문제라면 의외로 해결방법이 간단할 수 있다.

06

난폭해지고
못생겨지는 아이들

코골이가 심한 아이는 또래보다 키가 작으며, 아데노이드 얼굴 (Adenoid Face)로 변형되거나 과잉행동장애(ADHD)를 일으킬 가능성이 높아진다.

초등학생 B군은 잠자리에 들면 코를 많이 곤다. 낮에 뭔가에 집중하거나 아무 생각 없이 있을 때는 입을 벌리는 습관이 있어 부모와 선생님에게 여러 차례 주의를 받기도 했다. 결정적으로 B군은 또래에 비해 키가 작았다. 부모는 고민 끝에 B군의 수면건강 상태를 확인해본 결과 수면무호흡증이라는 것을 알게 되었다.

코골이가 심한 아이는 또래 아이들보다 키가 작다는 사실이 국내 의료진의 연구결과로 확인됐다. 아주대병원 이비인후과 연구팀은 소아청소년과, 정형외과와 함께 소아 수면무호흡이 성장발달에 미치는

- 심하게 뒤척이면서 자다 깨다를 반복한다.
- 땀을 많이 흘리면서 잔다.
- 수면 중 목을 과도하게 뒤로 젖히고 잔다.
- 숨소리가 거칠며 입을 벌리고 잔다.
- 아침에 일어나는 것을 힘들어하며 두통을 호소하기도 한다.
- 짜증이 잦고 집중력이 낮으며 공격적인 성향을 보인다.
- 키나 몸무게가 또래에 비해 작다.

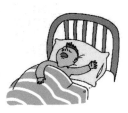

우리 아이 수면무호흡 체크하기

하나라도 해당된다면 녹음을 해 보고 호흡에 문제가 있다면 빨리 전문가를 찾아야 한다.

[표 1] 아이 수면무호흡증 체크 리스트

영향을 알아보기 위해 소아 745명을 대상으로 키, 체중, 체질량지수(BMI)를 비교·분석했다. 그 결과 수면무호흡 정도가 심할수록 아이의 키가 또래 평균보다 작은 것으로 나타났다. 즉 수면무호흡과 이로 인한 저산소증, 수면 중 각성이 소아의 키 성장을 방해한다는 것이 증명된 것이다.

의외로 중학생 미만의 어린이 중 약 7~10%의 아이가 코를 골고, 1~3%는 심각한 수면무호흡증을 겪고 있는 것으로 드러났다. 아이가 잘 때 땀을 많이 흘리거나 뒤척임이 심하고, 목을 뒤로 젖히고 자거나 엎드려 자길 좋아한다면 수면 중 기도가 제대로 확보되지 않아 구강호흡을 하는 코골이일 가능성이 높다.

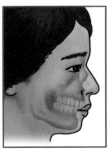
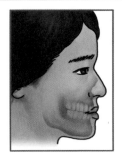

상악 돌출형 얼굴   하악 돌출형 얼굴

[그림 22] **구강호흡으로 인한 얼굴의 변형은 필연적이다.**

입이 벌어져 보이고 부자연스러워 보이는 인상을 의학적으로는 아데노이드형 얼굴이라 한다. 코를 골거나 수면무호흡증이 있는 아이들은 대부분 호흡에 문제가 있다. 기도가 좁거나 코가 막혀 입으로 숨을 쉬다 보니 자연스레 입을 벌리고 잠을 자게 된다.

이렇게 계속 입을 벌리고 자는 것을 반복하다 보면 혀가 아래로 처지고 위턱은 좁아지고 입은 벌어져 턱이 뒤로 들어가 무턱처럼 보이는 아데노이드형 얼굴이 될 수 있다. 어릴 때부터 코골이를 한 경우 흔하게 나타나는데, 코 대신 입으로 호흡을 하게 돼 아래턱이 제대로 성장하지 못하고, 위턱과 아래턱의 부조화로 얼굴형이 변하는 것이다. 이때 치열 변화도 함께 나타난다. 입으로 숨을 쉬는 습관 탓에 위 치열이 좁아지고, 위 앞니가 심하게 앞으로 뻐드러지면서 부정교합이 생긴다. 또한 주의력과 집중력 장애로 인한 성적 저하, 수면부족으로 인해 예민하고 화를 잘 내는 등 성격 변화, 주의력결핍 과잉행동장애 등의 합병증을 불러올 수 있다.

＞< 어린이가 코를 고는 이유 ＞<

아직 어린아이가 코를 골고 수면무호흡증을 보이는 이유는 뭘까? 여러 가지 요인이 있지만 가장 흔한 이유는 편도 문제다. 우리 몸의 편도는 목구멍 주변으로 코나 입을 통해 체내로 들어오는 물질에 대한 방어벽 역할을 한다. 편도는 흔히 편도선이라 일컫는 목젖 양측에 위치한 구개편도와 목젖 위쪽에 자리해 육안으로 쉽게 보이지 않는 아데노이드라고 부르는 인두편도가 있다.

보통 편도의 발육은 생후 4~5개월에 시작돼 5세까지 계속되다가 사춘기 이후 점차 줄어든다. 따라서 어릴 때 발생하는 일시적 편도비대는 정상적인 성장 과정이라 볼 수 있어 별도로 치료할 필요가 없지만 코막힘이 심해지고 구강호흡, 코골이, 수면무호흡 등을 유발하거나 중이염이 자주 재발하면 편도를 치료하기도 한다.

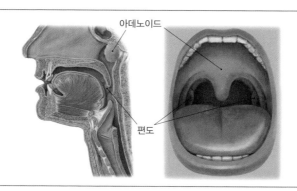

[그림 23] 인두편도인 아데노이드의 위치

성장기 아이에게 바른 호흡과 숙면은 건강한 음식을 섭취하는 것만큼 중요하다. 코골이로 인해 아이의 뇌에 산소 공급이 줄고 이산화탄소가 증가하면 밤사이 깊은 수면 단계에서 분비되는 성장호르몬의 분비가 억제되어 성장이 제대로 이루어지지 않기 때문이다.

어린이 코골이의 가장 큰 원인은 앞서 말한 편도 · 아데노이드 비대와 함께 알레르기 비염이 있다. 우리나라 아이 3명 중의 1명이 알레르기성 비염을 앓고 있다는 통계가 있을 만큼 편도와 아데노이드 비대와 비염은 어린이 코골이 원인의 80% 이상을 차지한다.

다음으로 아이의 수면무호흡증의 원인 중에 비만이 있다. 최근 들어 소아비만이 늘면서 소아 코골이도 늘고 있다. 비만으로 인해 목 주위와 구강, 인두 조직에 지방이 축적되면 상기도가 좁아지면서 수면무호흡을 일으킨다.

코골이는 호흡이 곤란한 상태라는 것을 알리는 경고이므로 코 고는 증상을 가볍게 여겨서는 안 된다. 아이의 수면 상황을 녹음해서 들어봐야 한다. 성장기 아이들에게 목골이나 저호흡, 무호흡이 있으면 안 된다. 산소가 부족해지면 뇌가 자꾸 깨어나고 숙면을 취하지 못한다. 아이들의 수면은 어른보다 훨씬 더 중요하다.

⋊ 어린이 코골이와 성장호르몬과의 관계 ⋉

코골이와 수면무호흡증이 있는 아이는 저체중, 저신장인 경우가 많으며, 이는 성장호르몬 분비와 관계가 있다.

심한 수면무호흡증이 있는 아이는 키가 작고 왜소한 경우가 많다.

성장호르몬은 밤 시간에 주로 분비되며 수면 전반부에 분비량이 가장 높다. 그래서 아이의 키 성장이나 성격의 형성, 건강 상태는 주로 밤에 좌우된다. 아이의 뼈를 자라게 하고 근육량을 증가시키는 성장호르몬과 인지능력이나 성격 형성에 영향을 미치는 호르몬은 깊은 수면에 빠져 있을 때 대뇌 밑에 있는 뇌하수체 전엽에서 분비된다. 그런데 아이가 코를 곤다는 것은 깊은 잠을 자지 못한다는 뜻으로 결국 성장호르몬과 인지 발달에 영향을 주는 호르몬 분비가 제대로 일어나지 않는다는 방증이다.

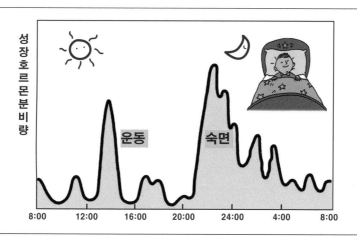

[그래프 3] 성장호르몬 분비 주기

잠은 성격에 영향을 미친다. 아이가 화를 잘 내고 공격적이거나 심하게 변덕스럽다면 수면장애를 먼저 의심해 볼 필요가 있다. 게다가 깊은 잠을 못 자면 인지능력 저하로 인해 기억력, 집중력, 계산능력 등이 떨어져 학습에 문제를 일으키고 산만한 아이가 되기 쉽다. 때로는 공격적 행동이나 지나치게 위축된 태도를 보일 수도 있다. 이러한 증상은 수면무호흡으로 인한 일시적인 뇌혈류 감소와 이산화탄소 포화도가 높아지면서 스트레스 호르몬인 코르티솔이 증가하는 것과 연관이 있다.

✕ 아이의 수면장애가 과잉행동장애를 부른다 ✕

코를 골며 자는 아이는 주의력결핍 과잉행동장애 위험이 그렇지 않은 아이에 비해 4배나 높다.

수면무호흡증으로 인해 수면 시간이 부족한 아이는 낮 동안 더욱 활발하게 움직여 졸음이나 피로를 쫓으려는 양상을 보인다. 결국 부족한 잠으로 인한 피로가 더욱 심해져 집중력이 떨어지고 덩달아 적절히 행동하는 능력도 저하된다. 사소한 일에 안절부절 못하고 친구 관계도 원만하지 않게 되고, 방치하면 주의력결핍 과잉행동장애로 이어진다.

미국 미시간대학 수면장애센터의 로널드 처빈 박사가 6~17세 아이 및 청소년 229명을 대상으로 연구한 결과, 코를 골며 자는 아이는 주의력결핍 과잉행동장애가 나타날 위험이 그렇지 않은 아이에 비해 4배나 높은 것으로 나타났다.

주의력결핍 의심 증상

- 공부나 놀이를 할 때 집중하지 못한다.
- 타인이 이야기하는 것을 듣지 않는 것처럼 보인다.
- 정당한 지시를 잘 따르지 못하고 학교 숙제 등을 제대로 하지 못한다.
- 주의력이 부족하거나 공부나 다른 활동을 할 때 부주의해 실수를 한다.
- 일이나 활동을 조직하고 체계화하는 데 어려움이 있다.
- 공부 등 지속적으로 정신적 노력이 필요한 활동을 피하거나 싫어한다.
- 장난감, 필기도구 등 일이나 활동에 필요한 물건을 잘 잃어버린다.
- 외부 자극에 쉽게 산만해진다.
- 일상생활의 활동을 쉽게 잊어버린다.

9가지 증상 중 6가지가 6개월 이상 지속되면 의심

[표 2] 주의력결핍 증상 체크 사항

아이가 코를 골며 잠을 자면 부모는 대개 낮에 잘 노느라 피곤해서 깊은 잠에 빠졌다고 생각하고 깨우지 않는다. 그러나 코를 곤다는 것은 편안하고 깊은 수면을 취하지 못하고 있다는 뜻이다. 코를 골며 자는 동안 발생하는 폐쇄성 수면무호흡증은 특히 미취학 아동에게서 많이 나타난다. 단순히 아데노이드가 성장하는 4~10세 사이의 가벼운 코골이라면 크게 문제되지 않지만 호흡이 힘들어 보이는 정도의 코골이라면 성장호르몬의 분비가 억제되어 아이가 한창 자라야 할 시기에 제대로 성장하지 못한다. 이는 저신장, 저체중으로 이어져 아이의 건강을 위협하는 돌이킬 수 없는 결과를 초래하므로 절대 간과해서는 안 된다.

╳ 아이 코골이 치료는 이렇게 ╳

비만하지 않은 아이들도 비염과 아데노이드 비대, 안면 골격의 구조적 원인으로 코를 곤다.

그렇다면 어떤 아이에게 수면무호흡증이 잘 발생할까? 보통 목이 짧고 소아비만이 의심되는 아이에게서 잘 발생한다. 이런 아이들은 기도 점막 밑에 지방이 침착되어 전체적으로 기도가 좁고 쉽게 폐쇄될 수 있기 때문이다.

하지만 마른 체형인데도 코를 고는 경우가 있다. 이는 얼굴 골격 탓으로 턱뼈가 작거나 턱이 뒤로 밀려 있는 경우, 눈과 입 사이가 움푹 들어갔거나 앞니가 튀어나온 경우 코골이와 수면무호흡증이 생기기 쉬운 골격 구조다. 이런 골격 구조를 지녔을 때 생리적으로 입을 다물면 혀가 뒤로 처지면서 기도 입구를 막는다. 원래 기도가 좁은 골격 구조일 경우 외부적 요소로 기도가 조금만 좁아져도 바로 호흡 곤란이 발생하기 쉽다. 따라서 부모가 코를 곤다면 자녀도 코를 골 확률이 매우 높다. 코골이도 유전된다.

그렇다면 턱뼈가 작고 상악이 발달하지 못한 아이가 일반적으로 실시하는 편도와 아데노이드 절제 수술로 코골이를 완치할 수 있을까? 안타깝게도 그렇지 못하다. 골격적 원인은 수술을 한다 하더라도 성장하면서 다시 코골이가 재발하는 경우가 대부분이다. 그러나 위턱을 넓히는 간단한 장치가 아데노이드와 편도선을 없애는 수술과 같은 효과를 주기도 한다. 수술 부담 없이 코골이와 수면무호흡증을 개선할 수 있는 이 방법은 코가 위턱의 상부에 붙어 있으므로 코로 이어지는 기도가 넓어지고 코로 숨 쉬기 수월하게 만드는 교정 치료다.

뜬금없이 들릴지 모르겠지만 화석을 살펴보면 원시인들은 대부분 고른 치열을 가졌다. 그런데 이상하게 현대인은 고르지 못한 치열이 흔하다. 현대인의 생활환경이 턱의 형태에 영향을 주었기 때문이다. 일례로 인도의 특정 지역에 사는 상류층의 사람은 가난한 친척들에 비해 아래턱 후퇴가 5배나 더 많다. 그만큼 생활습관과 음식이 안면 골격 발달에 영향을 주는 것이다. 어린이의 얼굴은 성장에 따라 변화가 심해서 장기간에 걸친 혀와 입술의 작은 변화만으로도 얼굴 윤곽의 커다란 변화가 초래된다.

요즘 치과보험을 드는 부모가 많다. 대부분의 아이들 치열이 불균형해서 교정 치료를 염두에 두기 때문이다. 요즘 아이들은 왜 치열이 불균형할까? 환경적 요소가 구강에 나쁜 영향을 미쳐서 치아의 부정교합을 일으킨다는 학술 연구는 이미 2004년부터 있었다. 즉 유전적이라기보다는 환경적 영향이란 소리다. 그래서 치열이 불균형하고 이가 튀어나온 대부분의 아이들에게 이를 뒤로 집어넣는 교정 치료를 하게 되는데 이 아이들을 옆에서 볼 경우 문제는 아래턱이 너무 밑으로 내려와 있다는 점이다. 대부분의 치열교정 치과 의사는 이런 경우 튀어나온 치아를 뒤로 당기는 치료를 시행하는데, 그 결과 얼굴의 수직 성장이 일어나고 안면의 조화가 깨지게 된다.

사실 안면 조화가 깨지면서 얼굴이 못생겨지는 문제보다 더 심각한 문제가 있다. 이렇게 치열교정을 받을 경우 성인이 되면 아래턱이 뒤로 밀린다. 그렇게 되면 수면 중 혀가 기도를 막아 호흡곤란이나 호흡장애가 발생할 수 있는 코골이와 수면무호흡증 발생 확률이 무척 높아진다는 점이다.

성인이 되어서는 치료하기 까다로운 코골이와 수면무호흡증을 성장기에 있는 어린아이 때 조기에 발견하여 치료를 시작한다면 코골이로 유발되는 수많은 질환으로부터 예방하는 셈이다. 우리 아이가 코를 골거나 자면서 3~10초 사이로 숨을 멈추는 것을 발견했다면 치과보험을 알아볼 시간에 코골이와 수면무호흡증을 해결하는 방법부터 알아보는 것이 좋다. 아이 때는 습관과 자세 교정만으로도 상당한 효과를 거둘 수 있다.

07

성적을 떨어뜨리는
코골이

렘 수면은 뇌를 위한 시간으로 혈액이 뇌로 집중되기 때문에 학습 기억을 좌우한다. 호흡곤란은 뇌 기능을 떨어뜨린다.

C씨는 요즘 중학생 아들 때문에 걱정이다. 아침에 일어나기 힘들어하고 머리도 자주 아프다면서 피곤하다는 말을 수시로 한다. 그 때문인지 학원과 과외를 병행하고 있는 데도 성적이 잘 오르지 않는다. 걱정이 된 C씨는 아들을 데려가 전문가와 상담한 결과 수면무호흡증이라는 진단을 받았다.

사람이 잠을 자는데도 일정한 주기가 있다. 크게는 꿈을 꾸는 렘 수면과 논렘(NREM) 수면으로 나뉘고, 논렘 수면은 다시 1단계, 2단계, 3~4단계로 나뉜다. 그냥 일정하게만 보이는 잠이 실제론 논렘 수면과 렘 수면을 주기적으로 반복하는 과정인 것이다. 정상적인 경우라

논렘 1단계 수면

- 선잠
- 잠에 들어가는 입면 단계
- 외부 자극에 반응이 둔해짐
- 전체 수면 중 약 5% 차지

논렘 2단계 수면

- 진짜 잠
- 규칙적인 호흡
- 심장 박동과 호흡이 줄어듦
- 신진대사가 10~20% 감소
- 전체 수면 중 약 45~50% 차지

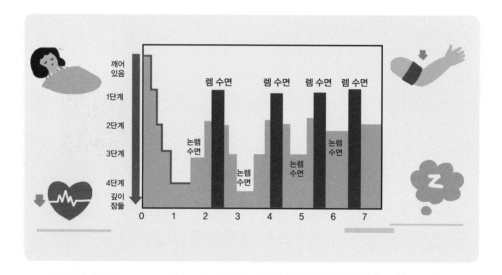

논렘 3단계 수면

- 깊은 잠
- 무의식 상태
- 혈압이 낮아지고 호흡이 줄어듦
- 성장호르몬 분비
- 글림프 시스템(뇌청소) 작동
- 신체 기능 회복
- 전체 수면 중 약 20~25% 차지

렘 수면

- 꿈(Rapid Eye Movement)
- 단기기억을 장기기억으로 저장
- 뇌 기능이 활발해지면서 에너지 소모가 늘고 심장 박동이 빨라지며 호흡도 거칠어짐
- 발기 상태 지속
- 다른 부분은 마비 수준
- 전체 수면 중 약 20~25% 차지

[그림 24] 정상적인 수면 주기별 특성 및 기능

면 1단계 논렘 수면에서 시작해 마지막 렘 수면까지 대략 90분 정도가 걸린다. 이 주기가 하룻밤 최소 4~5번 정도가 반복되어야 뇌와 육체가 정상적으로 회복된다.

그중에서도 렘 수면 동안 혈액이 뇌로 집중되면서 단기기억으로 저장되었던 것을 장기기억으로 전환한다. 그래서 수험생이 깊은 잠을 자지 못하면 학습에 영향을 받는다. 3~4단계의 깊은 수면은 뇌를 청소하는 글림프 시스템이 작동한다. 어쩌면 잠은 뇌를 위한 활동이 아닐까?

여기에 충격적인 연구결과를 하나 더 소개하겠다. 일본에서 실시한 조사에 따르면 코골이 등으로 수면의 질이 나쁘다고 판단되는 만 5세 아이들의 44%가 삼각형을 그리지 못했다고 한다. 믿겨지는가? 만 5세, 즉 6세 아이가 복잡한 도형이 아닌 단순한 삼각형도 못 그렸다는 말이다. 아이들은 만 4세쯤에 사선을 그리는 능력이 발달하고 만 5세쯤에는 선과 선을 연결하여 도형을 그리는 능력이 발달해 자연스럽게 삼각형을 그릴 수 있게 된다. 그런데 수면에 문제가 있는 경우 뇌 발달에 영향을 미쳐 보통 그 나이에서 수행해야 하는 능력이 발달하지 못한 것이다.

수면 중 호흡곤란은 나이에 상관없이 발생할 수 있다. 그러나 특히 성장기에는 두뇌 발달에 치명적이다. 호흡곤란이 발생하는 원리는 남녀노소가 동일하다. 하지만 그 후유증은 성장기 어린아이가 훨씬 더 크다.

코골이를 동반한 수면무호흡증은 잠을 자는 동안 몸속에 산소가

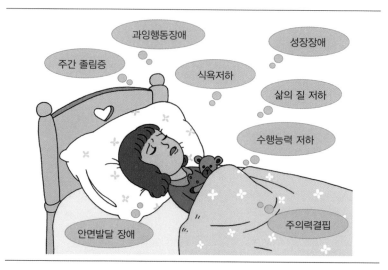

[그림 25] 성장기의 코골이·수면무호흡증이 미치는 악영향

부족해지면서 신체 여러 장기에 나쁜 영향을 주고 특히 많은 산소를 필요로 하는 뇌에는 치명적이다. 조기에 발견하고 치료하지 않으면 뇌로 가는 산소량이 부족한 상태가 계속되어 두뇌가 발달하지 못한 상태로 고착화된다. 자녀가 코골이가 심하거나 수면무호흡이 있다면 피곤해서 생기는 일시적인 증상으로 치부해서는 안 되는 이유다.

⟩⟨ 성장기 수면무호흡증의 원인 ⟩⟨

수면무호흡증이 있을 경우 단기기억이 장기기억으로 저장되지 못하고 기억을 담당하는 유두체(乳頭體)가 작아져 회복이 어렵다.

아동기와 청소년기 수면무호흡증의 원인은 각각 다르다. 아동기 코골이나 수면무호흡증은 아데노이드나 편도가 비대해져 발생하는 경우가 많지만, 청소년기에는 후두가 혀보다 아래에 놓이면서 구조적으로 수면무호흡이 발생하기 쉽다. 그래서 청소년기부터는 똑바로 누워서 잠을 잘 때 혀가 기도를 막아 코골이나 수면무호흡이 발생할 수 있다. 호흡이 불안해질 때마다 뇌는 경고 신호를 보내 강제로 각성 상태로 만드는데, 보통은 자신이 잠에서 깼는지 모른 채 밤을 보내게 된다. 따라서 밤 동안 많은 시간을 잤는데도 낮에 공부할 때 집중이 잘 안 되고 계속 졸린 증상이 반복되며 기억력 또한 감퇴하는 현상이 나타난다.

수면 중 호흡곤란 상태가 되면 혈액의 산호포화도가 떨어지면서 뇌에 산소가 제대로 공급되지 못한다. 우리 몸의 장기 중 가장 많은 산소를 사용하는 뇌는 그래서 산소의 영향을 가장 많이 받는다. 엄마는 아이의 두뇌 발달을 위해 좋다는 것은 다 구해서 먹이고, 학습 능률을 높이고자 아낌없이 투자한다. 그런데 정작 그 모든 것을 소화해야 하는 자녀의 뇌 상태는 전혀 알지 못한다. 막연히 '좋은 영양제를 먹이니까', '밥을 잘 먹으니까 문제없을 거야' 하고 주로 음식만 챙기는 경우가 많다. 그러나 뇌가 제대로 발달하기 위해서 가장 필요한 것은 음식이 아니라 산소다. 산소가 부족하면 아무리 좋은 영양분이 뇌에 공급되더라도 대사를 진행하지 못하기 때문이다.

또한 뇌에는 기억을 담당하는 해마와 사고를 담당하는 대뇌 전두엽과 편도체가 있다. 이 기관들은 낮 동안 단기기억으로 저장했던 내용을 밤사이 숙면을 취하는 동안 장기기억으로 전환하는 작업을 한다. 그런데 코골이와 같은 호흡곤란이 발생하면 수시로 각성이 되고 수면이 분절되면서 기억 시스템이 제 기능을 발휘하지 못한다.

미국 일간지 〈뉴욕타임스〉와 〈워싱턴포스트〉의 보도에 따르면 미국 캘리포니아주립대 신경생물학과 로날드 하퍼 교수팀이 수면무호흡증 환자 43명과 일반인 66명의 뇌를 고해상도 자기공명영상촬영으로 측정, 비교했더니 기억을 담당하는 유두체의 크기가 다른 것으로 나타났다.

유두체는 뇌의 특정 부위가 젖꼭지 모양과 비슷하다고 해서 붙여진 이름으로 해마와 함께 기억을 담당한다. 그런데 수면무호흡증 환자의 유두체가 일반인에 비해 약 20% 정도 줄어들어 있었다고 한다. 참고로 알코올 중독, 알츠하이머 치매 등 기억 장애가 나타나는 환자의 뇌에도 유두체가 줄어든다. 수면 중 호흡장애가 뇌에 미치는 영향이 알코올 중독이나 치매 수준으로 위험할 수 있다는 말이다.

하퍼 교수는 "유두체가 줄어든 것은 무호흡 상태에서 뇌로 전달되는 산소가 부족해져 뇌세포들이 죽은 것으로 해석할 수 있다"면서 "수면무호흡증 치료가 늦어질 경우 오랫동안 뇌가 손상된 결과 기억력에 장애가 생기고 이는 다시 회복하기 어렵다"고 밝혔다.

✕ 학생에게 수면이 더욱 중요한 이유 ✕

수면무호흡증이 신경세포를 죽게 만들어 학업성취도가 평균 11% 정도 떨어지고 문제해결, 언어, 기억력 등을 담당하는 대뇌 부분이

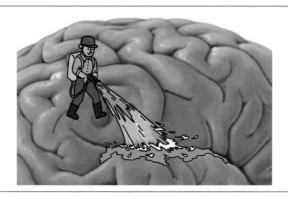

[그림 26] 깊은 수면 단계에서는 뇌피질 사이에 쌓인 노폐물들을 뇌척수액 순환으로 씻어낸다. 이를 글림프 시스템이라 한다.

제대로 발달하지 못한다.

우리의 뇌는 글림프 시스템이란 청소 시스템을 가지고 있다. 뇌에 쌓인 노폐물을 제거하는 시스템으로 깊은 수면 중에만 작동한다. 코 골이가 지속되면 두뇌 조직에 노폐물이 쌓이고 청소 시스템이 제대로 가동하지 않는다. 나아가 생체 리듬을 방해해 숙면과 재생작용을 하는 멜라토닌 생성을 감소시키고 다른 신체 화학 물질을 파괴한다. 그래서 여러 연구에서도 수면 중 호흡장애가 신경세포를 죽게 함으로써 뇌를 나쁜 방향으로 변화시킨다고 경고한다.

수면 중 호흡장애를 가진 아이들은 그렇지 않은 아이들에 비해 학업 성취에 큰 어려움을 겪고 있으며 특히 언어, 수학, 과학 성적이 나쁘고, 학업성취도 평균이 11% 낮다는 연구결과가 〈유럽 호흡기 저널〉에 발표되었다.

이 최신 연구는 자기공명영상을 사용하여 수면무호흡이 있는 아

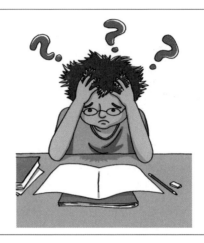

[그림 27] 수면장애는 학생의 학습능력과 학업성취도를 떨어트린다.

이와 없는 아이의 두뇌 회색질 양을 비교하는 방법으로 이루어졌다. 회색질은 문제 해결, 언어, 기억력, 성격, 계획, 판단과 같은 고도의 뇌 기능을 담당한다. 실제로 수면 중 호흡장애를 가진 아이들은 그렇지 않은 아이들보다 회색질 부피가 상당히 작았다. 즉, 수면 중 호흡곤란을 겪는 아이는 두뇌 발달이 제대로 이루어지지 못하고 있다는 말이다.

　우리 아이가 책상에 앉아 있는 시간이 줄어들거나 앉아 있어도 5분 간격으로 휴대폰을 쳐다본다면, 학교나 학원에서 수업 중에 집중을 못하고 짜증이 늘거나 친한 친구들과 가족에게 공격적인 행동을 보인다면, 오늘 밤 아이의 잠자는 모습을 관찰하고 소리를 녹음해 보자. 코를 곤다거나 호흡이 불안정하다면 하루라도 빨리 조치를 취해야 한다. 수험생에겐 잠이 보약이 되기도 하지만 독약이 될 수도 있다.

08

나이 들면 새벽잠이
없어진다?

새벽에 잠을 깨면 "이제 나도 늙었나 봐"라고 말하는 중년들이 많다. 늙으면 잠이 없어진다고 알려져 있다. 과연 사실일까?

예전에 모 이동통신사의 '고향 방문 편' 광고가 광고대상을 휩쓸며 선풍적인 인기를 끈 적이 있다. 실제 시골에 사는 노부부가 나와서 고장 난 TV를 보여주며 "아들아, 우린 아무것도 필요 없다~. 드라마는 옆집 가서 보면 된다"라고 능청스럽게 말하는 내용이었다. 필요하지만 필요 없다고 말하는 부모님 특유의 표현 방식을 광고 소재로 삼아 공감과 웃음을 자아냈다. 자식들 부담될까 봐 자신의 상태를 솔직하게 말씀하시지 못하는 건 비단 광고에 나온 노부부만이 아닐 것이다.

부모님이 광고 속의 노부부처럼 에둘러서 말씀하시면 그나마 다행이지만 대부분 그렇지 못하다. 부모님이 말씀하시지 않으면 새 TV가 필요하신지는 알 도리가 없지만, 건강 상태는 짐작해 볼 방법이 있다. 바로 부모님이 주무시는 것을 잠시 살펴보면 된다. 잠을 자는 동안에는 스스로의 의지로 상태를 조절할 수 없어 아프면 아픈 게 다 드러날 수밖에 없다. 특히 다음의 두 가지는 반드시 체크해 보자.

✕ 부모님 건강 체크 첫 번째, 호흡 ✕

호흡장애가 심해지는 새벽에 뇌졸중과 심장마비 위험이 높다. 부모님의 수면 시 호흡을 체크해 보자.

첫째 '호흡' 체크다. 부모님이 주무시는 동안 호흡을 살펴보자. 호흡이 편안하고 멈추거나 저항이 없다면 일단 건강하시다고 볼 수 있다. 반면 호흡이 약하거나 가끔 멈추고 코를 곤다면 문제가 있다. 호흡이 약한 원인은 호흡기, 특히 폐 기능이 떨어져서 그럴 수가 있다. 낮에도 증상이 동일하다면 폐 기능의 문제일 가능성이 높으므로 즉시 병원에 모시고 가야 한다. 그러나 낮에는 호흡에 별 이상이 없다면 폐 기능의 문제가 아니라 기도 주변의 근육과 혀가 뒤로 처지면서 숨길이 좁아져서 그런 것일 수 있다.

과거 한 고객은 예전엔 코를 심하게 골았는데 지금은 코골이 소리가 거의 없어졌다고 좋아하셨는데, 잠자는 상태를 녹음해서 들어보니 무호흡이 굉장히 심한 빈도로 일어나고 있어서 지극히 위험한 상태였다. 즉 심각한 무호흡 상태에서 폐활량과 근육 감소로 코 고는

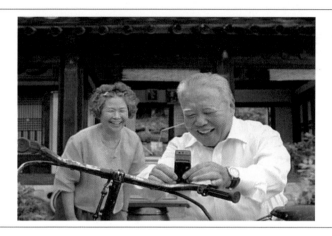

[사진 2] 이동통신사의 '고향 방문 편' 광고 한 장면

소리만 줄어든 것이었다. 수면무호흡증이 지속되면 뇌에 산소가 제대로 공급되지 않아, 뇌 기능 손상이 발생하고 치매 발병 위험이 매우 높아진다. 코골이는 소리 문제가 아니다. 특히 어르신들은 더 쉽게 호흡장애가 발생할 수 있기 때문에 단순히 코 고는 소리가 들리지 않는다고 안심해서는 안 된다.

수면무호흡증은 새벽에 더 자주, 심하게 발생한다. 아이러니하게도 이 시간대는 신경세포가 회복되고 기억이 저장되는 렘 수면 시기다. 코골이가 심해지면서 건망증도 심해진다. 더 악화되면 치매까지도 올 수 있다.

수면 중 돌연사의 원인은 심근경색이나 심장마비가 대부분이다. 그리고 상당히 많은 사람들, 특히 고령자의 경우 아침 기상 직후 뇌졸중이나 심장마비가 발생하는데 왜 새벽과 아침이 문제일까?

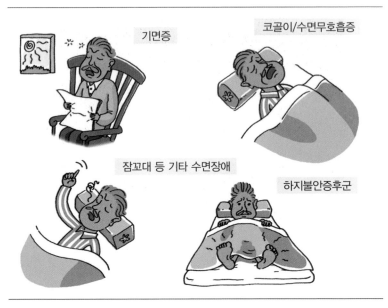

[그림 28] 노인의 수면장애 증상, 이런 증상들은 수면 중 호흡과 연관성이 많다.

잠에서 깬 직후 아침 시간, 가장 깊은 잠에 빠지는 새벽 시간. 이는 모두 수면과 관련이 있다. 수면을 취하는 동안 인체에는 다양한 생리적 변화가 일어난다. 잠은 신체 기능을 회복시킴과 동시에 휴식으로써 최적화된 상태로 우리 몸을 바꾼다. 자는 동안 각종 호르몬의 변화에서부터 체온 조절, 신체 기능 제어가 일어난다.

새벽 또는 아침 시간에 심장마비나 뇌졸중 등이 다발하는 원인 중 하나가 바로 혈액의 응고성이 증가하기 때문이다. 즉, 혈액이 끈적끈적해진다는 것으로 혈액 속 혈소판의 응집력이 높아진다. 혈소판이란 우리 몸에 출혈이 생겨 지혈이 필요할 때 빠른 시간 내에 혈액을 응고시켜 혈액 손실을 막는 중요한 역할을 담당한다. 혈소판의 응집력이 늘어날수록 혈전이 생길 확률이 높다. 만약 혈관 속에 혈전이 생기면 혈관의 어느 한 부분이 막힐 수 있어 해당 혈관이 뇌혈관인 경우는 급성 뇌졸중, 심혈관일 경우 급성 심근경색을 일으켜 사망에 이를 수 있다. 비단 노령 인구뿐 아니라 40~50대 중장년에게도 빈발하므로 나는 예외일 거라 생각해서는 안 된다.

※ 부모님 건강 체크 두 번째, 수면 자세 ※

통증은 숙면을 방해한다. 신음소리나 잦은 뒤척임은 말씀하지 않은 질환이나 호흡에 문제가 있음을 알려주는 신호다.

부모님이 주무시는 동안 체크해야 할 두 번째는 '수면 자세'다. 부모님이 반듯하고 편안한 자세로 누워 주무신다면 건강이 비교적 양호하다고 할 수 있다. 어딘가에 통증이 있으면 편안한 자세로 잠을 자기 어렵다. 특히 목과 어깨는 매우 예민하다. 나도 모르게 신음을 내뱉고 자주 뒤척이게 된다.

나이가 들면 수면의 질은 점점 떨어진다. 일찍 피로가 몰려와 이른 시간에 잠자리에 들지만 숙면을 취하지 못하고 새벽 시간에 일어나는 경우가 허다하다. 노인의 수면 패턴은 특히 깊은 잠을 유지하지 못하고 잦은 각성을 보인다. 이는 호흡 상태와 밀접한 연관성이 있을 것으로 추측된다. 그래서 건강한 노후를 위해 수면의 질을 유지하는 것은 어떤 보약이나 건강식품보다 중요하고 근본적이다. 일반적으로 수면 중의 문제는 알아채기도 어려울뿐더러 본인은 잠든 상태이므로 심각성을 인지하지 못해 치료의 필요성을 느끼기가 쉽지 않다.

나의 경우도 어머니가 수면무호흡증이라는 사실을 조금 더 일찍 알고 바로 적절한 치료를 했더라면 하는, 안타까움이 있다. 그랬다면 훨씬 건강하신 모습으로 오래 사셨을 것이다. 치료는 빠를수록 좋다는 말을 때가 늦고서야 깨닫는 게 인간의 우매함일지도 모른다.

⁑ 100세 시대, 건강한 노년을 위해 수면을 점검하자 ⁑

70대가 아니라 50대에 치료를 시작했다면 결과는 달라졌을 것이다.

얼마 전에 78세 어르신이 오셨었다. 불면증과 잦은 각성으로 잠을 거의 못 주무신다고 했다. 당연히 기력이 없고 심혈관계 질환으로 힘들어하셨다. 예전의 어머니처럼 매 끼니때마다 약을 한 주먹씩 드시고 계신다고 했다. 막내아들이 의료계에 있어서 유명하다는 병원은 다 다녔지만 기능적으로는 문제가 없다는 말과 함께 각각의 증상을 조절하는 약들만 처방해 주었다는 것이다.

그렇게 10년이 넘었지만 호전은커녕 더욱 심각해지기만 했다. 약물에 의존하다 보니 면역력은 더 떨어지고 스스로 건강을 회복한다는 것은 불가능한 지경이 되었다. 일상생활은 고사하고 시골에서 당신의 몸 하나 돌보기도 너무 힘들다고 하셨다.

아들의 말을 들어보니 이미 50대 때부터 코골이가 심했지만 가족 모두 대수롭지 않게 생각했었다고 한다. 최근에야 방송을 보고 심각성을 깨닫고 수면 검사를 받았는데 병원에서 제대로 잠을 못 잤는데도 불구하고 심한 무호흡증 진단을 받았다고 한다. 깊은 잠이나 렘수면이 전혀 없는 거의 가수면 비슷한 상태였는데도 호흡장애가 심각했다는 것이다. 병원에서는 양압식 인공호흡기를 처방했고 며칠 써보다가 도저히 쓸 수 없어서 우리 연구소까지 오시게 된 거였다. 기력이 부족한 어르신들이 양압식 인공호흡기를 쓰기는 사실상 불가능에 가깝다. 인공호흡 마스크를 쓰고 압축공기가 들어오는 것을 밀어내고 숨을 내쉬어야 하기 때문에 답답함을 느낀다. 어떤 어르신은 양압기 호흡곤란으로 응급실에 실려 갔었다고도 한다. 오죽하면 이걸 쓰느니 죽는 게 낫다고 했을까.

다행히 우리 연구소에서 맞춰 드린 구강형 기도확장기를 쓰시면서 수면의 질이 좋아지셨다. 불면증도 좋아지셨다고 한다. 몸이 너무 힘들어서 잠이 들지 않았던 것인지 수면호흡장애에 대한 본능적인 방어기제였는지는 모르겠다. 실제로 불면증과 잦은 각성을 겪는 사람들이 우리 제품을 사용하면서 그런 증상이 많이 호전된다는 말씀을 하신다.

만약 그 어르신이 70대 후반이 아니고 코골이가 심하다고 느낀 50대에 지금과 같은 치료를 받았다면 어땠을까? 최소한 지금처럼 병이 깊어지거나 상태가 악화되지는 않았을 것이다. 100세 시대라고 하지만 건강하게 장수해야 의미가 있지 오랜 세월을 병상에 누워서 100세를 맞는 것은 재앙이다.

진정한 의료는 단순히 수명을 연장하는 것이 아니라 건강을 유지할 수 있도록 돕는 것이라는 생각은 지금도 변함이 없다. 약에 의존하는 것은 얄팍한 건강이다. 어찌 보면 눈속임일 수 있다. 진짜 건강은 스스로의 힘으로 건강한 상태를 유지할 수 있어야 한다. 그러한 힘은 숙면에서 나온다. 수면 상태가 곧 건강 상태와 직결된다.

행복한 노년을 원한다면 잠을 점검해 보자. 잠자는 소리를 녹음해 들어보면 비전문가라 하더라도 문제를 파악할 수 있다.

09

거북목·일자목은
자면서 완성된다

잘못된 자세로 스마트폰과 컴퓨터를 장시간 반복적으로 사용하는 것이 거북목과 일자목의 주원인으로 여겨지고 있다. 그러나 스마트폰이나 컴퓨터의 잘못된 사용보다 하루의 삼분의 일을 지탱하는 베개 때문에 거북목이 될 수 있다.

거북목을 만드는 베개가 있다. 아니 많다. 베개를 베고 누웠을 때 머리와 목이 어떤 상태가 되는지에 따라 거북목이 결정된다. 잘못된 베개는 피곤에 지친 목이 회복할 기회를 빼앗는다.

요즘 일자목이나 거북목이 아닌 사람을 찾기 어려울 정도로 경추의 문제가 심각하다. 과거에는 일종의 직업병처럼 거북목을 앓는 직종이 있었다. 서예가, 화가, 목수, 세탁업, 농부, 청소원, 학생, 작가, 프로그래머 등 고개를 숙이거나 머리를 앞으로 내밀고 장시간 있어

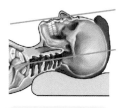

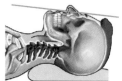
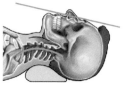

거북목, 일자목 유지   안정적 호흡 목근육 이완   목과 어깨 근육의 긴장

[그림 29] 잘못된 베개는 거북목과 일자목을 유발시킨다.

야 하는 직업이 그렇다. 그렇다면 얼마나 오래 목을 빼고 있어야 경추에 변형이 올까? 물론 사람마다 다르고 머리의 무게와 목 주변 근육의 힘, 자세를 지속하는 시간과 같은 변수들이 작용하는데, 이 각각의 변수들이 회귀 한계치를 초과하면 변형이 시작된다.

이해를 돕기 위해 잠깐 치아교정 얘기를 해보자. 치아를 가지런하게 하는 치아교정은 크게 고정식과 가철식 두 가지로 나눈다. 고정식은 치아 표면에 0.5㎜도 안 되는 매우 가는 철사를 고정한 뒤 작은 힘을 가하여 조금씩 이동시키는 방법이다. 가철식은 끼웠다 뺐다 할 수 있는 교정장치를 이용하는 방법이다.

아이들 치아가 삐뚤빼뚤 나게 되면 영구치가 나기 전에 가철식 교정기를 이용한다. 치아가 나올 공간을 확보해 주면 자연스럽게 제자리를 찾아가기 때문이다. 이 방법은 잘하기만 하면 나중에 성인이 되어 무리한 교정을 하지 않아도 되므로 유럽에서 널리 쓰인다.

하지만 우리나라에서는 가철식 교정을 잘 하지 않는다. 이유는 환자의 협조가 절대적으로 성공과 실패를 좌우하기 때문이다. 10세 전후의 아이가 교정기를 끼고 생활하는 것은 고역이다. 그래서 부모 앞에서만 끼우고 있는 시늉을 하고 부모님의 시야에서 벗어나면 홀렁 빼버린다. 그러니 생각처럼 교정이 안 된다. 가철식 교정기는 최소한 14시간 이상 끼우고 있어야 효과를 볼 수 있으며 그것도 2~3년 또는 길게는 5년 이상을 착용해야 한다. 치아를 교정하는 데 이 정도의 시간이 걸리는데 경추, 목뼈의 변형은 어떨까?

거북목으로 변하는 것 또한 마찬가지다. 오랜 기간 반복적으로 거북목 상태를 유지했기 때문에 경추 구조가 변해 버린 것이다. 컴퓨터를 집중해서 하다 보면 자신도 모르게 머리를 앞으로 내밀게 된다. 스마트폰은 아예 목을 꺾고 있다. 머리가 중심에서 벗어나면 목과 등 근육이 긴장되고 피로가 쌓인다. 뒷목이 뻐근하고 어깨가 결린다. 통증이 있다는 것은 정도가 심해졌고 신체의 이상이 생기고 있다는 신호다. 쌓인 피로를 해소하고 근육의 긴장을 풀어줘야 한다.

﹥﹤ 베개는 단순한 침구가 아니다. 독이 될 수도 약이 될 수도 있다 ﹥﹤

수면은 우리 몸이 자가 치유하는 시간이다. 몸에 맞지 않는 베개는 목을 긴장하게 만들고 순환을 방해하여 정상적인 회복이 일어나지 못하게 한다. 잘 맞는 베개는 수면의 질을 높여 몸을 회복하는 데 기여한다. 베개는 독이 되거나 약이 된다.

잠은 일견 고요하고 정적인 상태라고 여기기 쉽지만 우리 몸을 청소하고 정비하고 회복하는 매우 역동적인 신체 상태다. 느끼지 못할 뿐이다. 그래서 수면 중에는 모든 근육과 신경, 혈관까지도 회복을 위해 이완되어야 한다. 그러나 몸에 맞지 않는 베개는 목을 긴장하게 만들고 혈관을 압박해, 근육과 신경이 긴장된 상태로 수면 중에 있어야 할 정상적인 회복이 일어나지 못하게 한다. 베개가 몸에 맞지 않으면 불면증이 생기기도 하고 호흡이 불안정해지기도 한다.

실제로 우리 연구소에서 베개를 맞춘 사람들 중에는 불면증 약을 끊거나 거북목이 좋아진 경우가 있다. 수면 중 목이 편안해지면서 근육과 신경의 긴장이 풀어지고 혈액순환이 좋아지기 때문이다.

맞지 않는 베개는 발에 맞지 않는 신발보다 더 위험하다. 신발이야 불편하면 벗어버리지만 베개는 느끼지 못하는 경우가 많다. 고작 베개로 시작된 작은 문제도 쌓이면 큰 탈이 나게 마련이다. 매일 반복되는 베개 고문은 우리의 잠을 방해하고 목을 손상시키며 생활리듬을 깨다가 결국 건강을 해친다.

베개는 단순한 침구가 아니다. 이불에 딸린 부속품은 더더욱 아니다. 베개야말로 수면의 질을 좌우하고 목 건강을 좌우하는 의료기나 건강용품의 관점에서 바라봐야 한다. 잠은 인체가 스스로를 병으로부터 지키는 자가 치유 활동이다. 맞지 않는 베개는 자가 치유를 방해하는 무기가 될 수 있다. 오늘 밤 베개를 점검해 보자.

10

독약이 되는
잠

코골이와 수면무호흡증으로 수면 중 인체에 산소가 부족해 발생할 수 있는 심각한 질환은 셀 수 없이 많다. 그중 생명을 직접적으로 위협하는 질환으로 동맥경화, 심근경색, 심장질환, 당뇨, 고혈압, 뇌졸중, 신장질환, 돌연사를 들 수 있다.

1) 심장도 쉬어야 한다

수면무호흡증으로 혈액 속에 산소가 부족해지면 뇌는 비상 모드로 전환되어 심장을 깨운다. 혈관도 수축시켜 잠자는 동안 회복 모드가 아닌 전투 모드로 바뀐다. 천천히 뛰던 심장이 빨라지고 혈액이 흐르는 속도가 빨라진다. 당연히 혈압이 높아진다. 심장은 잠을 자는 동안에는 느긋하게 뛴다. 그런데 산소가 부족해질 정도로 숨을 잘 못 쉬면 뇌도 위험하지만 심장도 힘들다. 매일 밤 이 상황이 반복되고 결국 심장은 제 기능을 잃고 여러가지 병에 걸리고 만다.

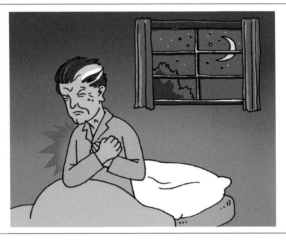

[그림 30] 수면무호흡증은 심근경색, 협심증, 부정맥 등 각종 심장질환을 유발한다.

심장이 무리해서 발생하는 심근경색은 수면무호흡증으로 인한 산소 부족이 원인이다.

그렇다면 수면무호흡증과 심근경색은 어떤 상관관계가 있을까?

심근경색은 혈액 공급이 원활하지 않아 심장근육이 일순간 굳어지는 현상으로 심장에 쥐가 나는 것이라고 보면 된다. 무리한 운동을 하면 다리에 쥐가 나는 것과 같은 이치다. 다리에 쥐가 나면 주물러서 혈액순환을 시켜주면 해결되지만 심장은 꺼내서 주물러줄 수 없으므로 스스로 근육이 풀리기를 기다릴 수밖에 없다. 만약 근육이 풀리지 않는다면? 영원히 돌아올 수 없는 길을 가게 된다. 격렬한 운동을 하는 것도 아니고 잠을 자는데 심장이 왜 무리를 하는 걸까?

그 이유가 바로 앞서 말한 수면무호흡증 때문이다. 혀와 연구개의 근육에 긴장이 풀어지면서 늘어지면 기도가 막히고, 산소 부족을 감지한 뇌가 심장을 자극하는 호르몬을 분비해 혈액 공급량을 늘리도록 명령한다. 그런데 기도가 막혔으니 혈액 공급량을 아무리 늘려도 뇌에서는 충분한 산소를 공급하지 못한다. 수면 상태에서 뇌는 최소한의 기능만 깨어 있기 때문에 이런 상황을 파악하지 못한 채 심장을 더 빨리 뛰게 하고 혈관을 수축시켜 비상 모드로 전환한다. 수면 중에 혈압이 높아지는 이유다.

잠은 신체의 모든 기관이 휴식을 취하는 시간으로 심장도 최소한으로 운동하며 충전해야 하는 시기인데 깨어 있을 때보다 더 격렬하게 뛰라는 명령을 받으니 지칠 대로 지친 심장은 무리하게 된다. 문제는 이렇게 격렬한 운동을 할 때는 다량의 산소가 필요한데 기도를 충분히 확보하지 못해 산소가 부족하므로 심장은 더 이상 뛸 기력이 없어 부들부들 떨게 된다. 헬스장에서 무리하게 운동하다 근육이 경련하는 것을 경험한 적이 있는 분이라면 금방 느낌이 올 것이다.

심장이 이런 급박한 상황에 처했을 때 뇌가 정신을 차리고 잠에서 깨어난다면 기도를 막고 있는 목구멍 주변의 근육들을 수축시켜 숨을 쉬게 할 것이다. 하지만 계속 수면 상태라면 산소가 고갈되어 심장이라는 엔진이 멈추고 만다. 사망자 명부에 이름을 올리고 마는 것이다. 물론 대부분의 사람들은 매일 밤 이런 사투를 벌이고도 아침을 맞이한다. 매일 운전을 하는 사람이라도 사고가 매일 일어나는 것은 아니다. 보험이 언제 일어날지 모를 심각한 사고를 대비하는 것이라면 수면무호흡 치료는 심각한 질병과 사고를 예방하는 것이다.

2) 아닌 밤중에 심장마비

수면무호흡증으로 혈중 산소포화도가 떨어지면 혈전이 생기기 쉽다. 혈전은 동맥경화를 유발하며 급성 심근경색을 초래한다.

급성 심근경색이란 심장을 뛰게 하는 심장의 근육세포가 괴사해 심장 박동이 불규칙하게 되거나, 심한 경우 심장 박동이 정지하는 치명적인 심장질환이다. 이러한 심근경색은 예고 없이 갑자기 발생하며, 처음 발병 시 약 3분의 1이 사망하고 생존한다 하더라도 각종 합병증으로 사망에 이를 확률이 극히 높은 질환이다.

심근경색의 원인은 심장근육에 산소와 영양을 공급하는 관상동맥이 동맥경화 등의 이유로 심하게 좁아지거나 폐쇄되어 심장으로 가는 혈류가 갑자기 차단되거나 감소해 심장근육세포가 산소 부족으로 괴사하기 때문이다. 관상동맥이 좁아지는 이유는 대부분 동맥경화 때문인데 동맥벽에 콜레스테롤과 같은 지방이 쌓여 일어난다. 잦은 외식과 인스턴트, 반조리 식품 섭취가 많은 현대인이 동맥경화를 피하기란 쉽지 않다. 게다가 동맥경화 현상은 갑자기 일어나는 것이 아니라 오랫동안 매우 천천히 진행하는 것으로 그 원인은 아직까지 정확하게 밝혀지지는 않았다. 그러나 일반적으로 혈중에 지방질이 많이 쌓이는 고지혈증, 고혈압, 흡연, 당뇨, 운동 부족, 잘못된 식습관과 스트레스, 비만, 피임약의 장기 복용 등을 꼽는다.

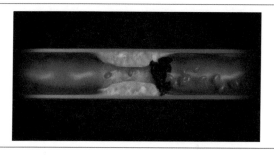

[그림 31] 갑자기 혈류 속도가 빨라지면 혈전이 떨어져 혈관을 막는다.

동맥경화를 일으키는 가장 직접적인 원인은 혈전이다. 수면 중 호흡장애로 체내에 산소가 부족해지면 적혈구는 유연성이 떨어져 제 기능을 못하게 된다. 손상된 적혈구가 혈관 벽에 붙어 다른 노폐물과 함께 쌓인다. 이렇게 생기는 것이 혈전인데 혈전이 생기면 혈관이 좁아져 동맥경화가 발생하고 혈전이 떨어져 흐르다가 심장혈관을 막으면 심근경색, 뇌혈관을 막으면 뇌경색을 일으킨다.

만약 심장에 영양과 산소를 공급하는 관상동맥에 동맥경화가 발생하면 관상동맥으로 혈액이 원활하게 흐르지 못하므로 심장이 순간적으로 격하게 뛰어야 할 경우, 예를 들면 운동이나 정신적 흥분, 호흡곤란 등으로 혈압이 상승할 경우 언제라도 갑자기 심근경색을 일으켜 사망할 수 있다. 특히 폐쇄성 수면무호흡증은 수면 중 급격히 심장 박동수를 증가하므로 수면 중 돌연사의 원인이 되기도 한다. 그래서 심근경색 위험이 있는 경우 반드시 코골이, 수면무호흡증 치료를 병행해야 한다.

3) 코골이가 당뇨병을 만든다

코골이와 수면무호흡증으로 산소 부족 상태가 되면 글루카곤이 분비되고 혈당이 높아지는 제2형당뇨를 야기한다.

코골이 환자에게서 제2형당뇨가 많은 것이 비만 때문일 것이란 종래의 견해를 뒤집는 연구결과가 나왔다. 제2형당뇨란, 주로 비만한 사람에게서 발생하는 당뇨로 성인이 되어서 발병하는 것이 특징이다. 그동안 비만이 주요 원인일 것이라고 생각해왔다. 그런데 코골이, 즉 수면무호흡이 제2형당뇨의 중요한 원인이라는 사실이 밝혀졌다.

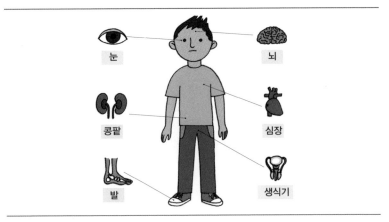

[그림 32] 코골이는 제2형당뇨를 야기하며 당뇨병은 여러 기관에 손상을 입힌다.

일반적으로 당뇨는 유전적 영향도 있고 잘못된 음식 섭취와 생활 습관에 기인한다. 고지방 음식, 음주, 흡연, 그리고 운동이 부족할 경우 혈액의 점도가 높아져 혈류가 느려지면서 산소 운반이 제대로 되지 않는다. 그러면 조직세포는 산소 부족 상태에 빠지게 되고 에너지를 생산할 수 없어 기능을 제대로 수행할 수 없게 된다.

이럴 경우 뇌에서는 산소와 에너지를 얻기 위해 글루카곤이란 호르몬 분비량을 늘려 혈액 속에 포도당이 더 많이 녹아나오게 만든 뒤 인슐린을 분비해 혈액 속 포도당을 흡수해 사용하고자 한다. 이때에 혈당이 올라가는데 아이러니하게도 고혈당 상태는 혈액의 점도가 높아져 혈액의 흐름이 더욱 느려진다. 산소가 부족해서 일어난 작용이 산소를 더욱 부족하게 만드는 결과를 초래하는 것이다. 이미 당뇨를 앓고 있거나 집안에 당뇨 환자가 있는 가족력이 있다면 코골이와 수면무호흡증은 치명적이라 할 수 있다.

4) 고혈압을 유발하는 코골이

수면 중 심장 박동이 빨라지고 혈압이 오르는 이유는 호흡곤란 때문이며, 코골이는 호흡곤란이 일어났다는 것을 알리는 경보음이다.

우리나라 고혈압 환자는 10년 사이에 38%나 늘었으며, 코골이와 고혈압의 관계는 오래전부터 알려진 사실이다. 이와 관련된 고려대학교 신철 교수팀의 연구결과를 살펴보면 코골이 환자는 코를 골지 않는 정상인에 비해 2배가량 고혈압 빈도가 높았다.

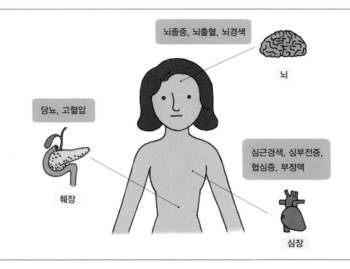

뇌졸중, 뇌출혈, 뇌경색

뇌

당뇨, 고혈압

췌장

심근경색, 심부전증, 협심증, 부정맥

심장

[그림 33] 수면무호흡증의 영향(출처 : 미국수면학회)

혈압은 우리 몸에 필요한 산소와 영양분의 양에 따라 수시로 변한다. 운동을 하거나 흥분할 때처럼 산소가 많이 필요하면 혈액을 많이 보내야 하기 때문에 혈압이 높아지고, 쉴 때나 잠을 자는 것처럼 신체 기능이 적을 때는 혈압이 떨어진다.

문제는 잠을 잘 때는 혈압이 떨어져야 정상인데 더 올라가는 사람이 있다. 코골이와 수면무호흡증으로 수면 중 호흡곤란 상태에 빠지는 사람들이다. 단지 혈압이 올라갔다는 사실을 깨어 있을 때처럼 인지하지 못할 뿐이다.

고혈압은 말단세포에 산소공급이 부족할 때 발생하며, 코골이와 수면무호흡증으로 체내에 산소가 부족한 상태가 반복되면 뇌·심장·

혈관을 비롯한 각종 기관에 치명적인 질환이 도미노처럼 유발된다.

일반적으로 수축혈압이 140㎜Hg, 이완혈압이 90㎜Hg 이상인 경우 고혈압이라고 진단한다. 문제는 고혈압의 약 90%가 원인을 알 수 없다는 데 있다. 아직 감기를 정복하지 못하는 것처럼, 고혈압의 원인도 발견하지 못해 원인을 해결하는 치료가 아니라 증상을 완화시키는 것에만 치중하고 있다. 원인을 치료할 수 없으므로 '고혈압은 평생 약을 먹어야 한다', '고혈압은 낫지 않는다'는 소리가 나오는 것이다.

이렇게 원인을 밝히기 어려운 고혈압을 '본태성' 혹은 '일차성' 고혈압이라고 한다. 현재까지 일차성 고혈압과 밀접한 관련이 있다고 밝혀진 요인이 몇 가지 있기는 하다. 유전인자, 과도한 염분 섭취 및 염분 배출 이상, 지속적인 스트레스, 비만, 흡연, 장기간의 과음, 운동 부족 등이다.

얼핏 제각각인 것 같은 이 요인들에는 사실 하나의 공통점이 있다. 세포에 산소 공급이 원활하지 못하게 만든다는 점이다. 즉 세포에 산소 결핍 상태일 때 혈압이 오른다. 우리 몸의 신진대사를 총괄하는 뇌는 산소가 부족한 만큼 혈액 공급을 늘려 산소를 보충하라고 지시한다. 그런데 산소가 부족하면 미토콘드리아의 에너지 생산성이 떨어진다. 에너지가 부족하면 혈액 내의 포도당 농도를 올린다. 산소 부족은 효율성이 떨어지는 무산소 대사를 유발한다. 이제 악순환이 시작된다. 에너지 보충을 위해 혈액에 포도당 농도가 높아지면 혈액이 걸쭉해져서 흐름은 더 나빠지고 혈액의 흐름이 나빠지므로 에너지 효율성은 더 떨어지고 모자란 에너지를 채우기 위해 혈압을 더욱 높인다.

고혈압이 진행되면 심부전, 협심증과 심근경색 같은 관상동맥질환, 혈관이 막히거나 터져서 생기는 뇌졸중, 중풍, 뇌출혈, 뇌경색이 발병한다. 걸러내야 할 노폐물이 많아진 혈액 때문에 업무량이 늘어난 신장은 무리하게 된다. 신장에는 가장 많은 모세혈관이 분포해 있기 때문에 가느다란 모세혈관은 끈적한 혈액으로 신장 기능 장애를 일으킨다. 뿐만 아니라 팔다리 끝 말초혈관은 협착되기 쉬워서 시력 장애나 다리 통증을 일으키기도 한다.

이렇게 도미노처럼 이어지는 악순환의 고리를 끊는 방법은 없을까? 현재 고혈압은 장기간 내지는 일생 동안 혈압을 조절하여야 하며 완치를 기대할 수 없다. 그렇다고 너무 절망할 필요는 없다. 왜냐하면 혈압은 조절할 수 있기 때문이다. 혈압약으로 가능할까? 물론 약이 가장 손쉬운 방법이겠지만 혈압이 오르게 된 원인을 해결하지 않고 혈압 강하제를 통해 강제로 혈압 자체만 떨어뜨리면 반드시 다른 부작용이 발생한다. 약이 능사는 아니다.

수면 중 호흡곤란으로 만성적 고혈압이 지속되면 일상에서도 고혈압 상태가 유지되어 고혈압 환자가 된다. 수면 중 호흡곤란이라는 원인을 해결하지 않고 혈압강하제만 먹으면 약의 효과도 떨어지고 약을 늘리면 몸이 견디지 못한다. 원인을 알고 방법을 찾는 게 정석이다.

천정에서 물이 샌다면 어떻게 할 것인가? 지붕에서 새는지 윗집에 수도가 새는지 근본 원인을 찾아 해결하는 것을 당연하게 여긴다. 그런데 고혈압은 눈에 보이는 혈압을 떨어뜨리면 안심하는 경향이 있다. 당장 혈압을 떨어뜨리는 것보다 더 중요한 것은 혈압을 높이는 원인을 찾아내서 해결하는 것이다. 수면 중 발생하는 호흡곤란은 매우 큰 원인 중 한 가지이다.

건강한 식습관과 운동도 중요하지만 수면 중에 산소가 부족할 정도로 호흡에 문제가 있으면 고혈압 유병률은 매우 높아진다. 일단 코골이 문제를 해결해야 혈압도 제자리를 찾을 수 있다.

5) 돌연사를 부르는 코골이

수면무호흡으로 인한 신체 내 산소 부족은 부정맥, 심근경색, 뇌졸중 등을 일으켜 결과적으로 돌연사를 초래한다.

잠자는 동안 갑자기 사망하는 돌연사의 원인 중 하나로 수면무호흡을 지목한다. 즉 무호흡으로 인한 신체 내 산소 부족으로 부정맥, 심근경색, 뇌졸중 등을 일으켜 돌연사를 초래하는 것이다. 실제 1시간에 수면무호흡 상태가 20번 이상인 사람이 5~8년 이내에 사망할 확률은 약 6%이며 사망 원인은 대부분 심혈관 질환이다. 우리나라에서 교통사고 사망 확률이 1.02%라는 것을 볼 때 코골이로 인한 돌연사 확률은 교통사고로 사망할 확률보다 무려 6배나 높은 수치다.

며칠 사이에 안타까운 비보를 연이어 들었다. 생로병사는 피할 수 없는 것이라지만 유명을 달리하기에는 너무나 젊은 나이였다. 55세,

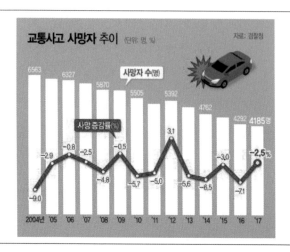

[그래프 4] 교통사고 사망자 추이

49세의 두 분이 수면 중에 심근경색이며, 숨을 거두셨다고 한다. 평소 별다른 지병도 없었고 무척이나 건강에 신경을 쓰던 분이었기에 그렇게 황망히 떠날 줄은 꿈에도 생각하지 못했다. 유족뿐 아니라 조문을 온 지인들도 고인의 죽음에 할 말을 잃었고, 특히 유가족 아이들이 아직 어린 학생들이라 슬픔이 더욱 깊었다. 가장을 잃고 남겨진 가족의 슬픔과 막막함에 새삼 건강의 소중함을 돌아보게 된다.

돌연사 원인의 90%가 심근경색이며, 수면 중 호흡곤란이 심근경색을 유발한다.

왜 건강하던 사람에게 갑자기 심근경색이 찾아왔을까? 주변에서 40~50대 돌연사 얘기를 심심찮게 들을 수가 있는데 이 돌연사의 원인 중 90% 이상을 차지하는 것이 바로 심근경색이다. 심근경색이란 쉽게 말하면 심장근육에 혈액 공급이 안 되어 심장이 멎는 현상이다.

심근경색의 원인으로는 관상동맥에 쌓이는 콜레스테롤 같은 기름기를 들 수 있는데, 이 기름기가 혈관에 축적되면서 혈액의 흐름을 방해하고 심장혈관이 좁아지는 협심증이 생긴다. 그렇게 좁아진 혈관이 결국 막혀 심장으로 가는 혈액 흐름이 끊어지면, 산소를 공급받지 못한 심장이 운동을 멈추고 그래서 심장이 멎어버리는 것이 심근경색이다. 40대부터 특히 콜레스테롤과 중성지방 등에 주의를 기울이는 이유가 바로 여기에 있다.

평소 심근경색을 인지할 수 있는 징후는 다음과 같다.

① 부위가 정해지지 않고 어딘가 답답한 느낌이 들 때
② 식은땀, 실신, 숨 가쁨, 구토 등의 증세가 동반될 때
③ 가슴이 짓눌리며 이러다 죽을 것 같은 통증이 생길 때
④ 살면서 한 번도 경험하지 못한 흉통을 느낄 때
⑤ 가슴 통증이 30분 이상 지속될 때

평소 혈관이 막혀 혈액의 흐름이 좋지 않은 경우에는 이런 징후가 나타나지만 징후가 나타나는 것은 50%도 되지 않고, 위와 같은 징후 없이 갑작스럽게 심근경색이 찾아오는 경우가 더 많다. 유명을 달리한 지인도 이런 징후가 없었고 단지 코골이가 심해 가족과 주변 사람들이 불편해했다는 공통점이 있었다. 징후가 없었던 것은 그럴 수 있지만 코골이가 심했다는 게 과연 우연일까?

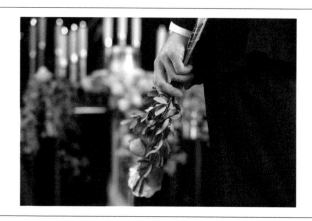

[사진 3] 코골이로 인한 돌연사 확률은 교통사고 사망 확률보다 6배나 높다.

코골이가 심하다는 말은 코 고는 소리가 크다는 뜻일까? 수면 중 호흡곤란의 단계는 4단계로 구분할 수 있다. 코골이, 목골이, 저호흡, 무호흡이다. 심한 코골이라면 대부분은 무호흡을 동반한다. 일반적으로 무호흡이 발생해도 본능적인 생명유지 시스템이 작동해 뇌가 각성하면서 다시 숨을 쉰다. 그러나 지나치게 피곤하거나 술이 과하거나 해서 비상 시스템이 제대로 작동하지 않으면 뇌가 깨어나지 못하고 숨이 막혀 죽을 수밖에 없다.

고객 중에는 숨이 막혀 잠을 깼는데도 숨을 쉴 수가 없어 죽음의 공포를 경험했다는 사람들이 많다. 목구멍이 막혀 숨이 들어가지 않아서 너무 당황했는데 다행히도 진정하고 물을 마시고 겨우 숨을 쉴 수 있었다는 것이다. 삶과 죽음의 경계에 있었던 순간이다. 만약 몇 초만 늦게 깨어났으면……, 생각만 해도 아찔하다.

고인이 된 두 사람의 상황이 그려졌다. 숨이 멎은 남편의 얼굴이

너무 고통으로 일그러져 있어 차마 아이들에게 아빠의 얼굴을 보여
줄 수 없었다고 했다. 고통 속에 몸부림쳤을 그 상황이 너무 안타까
워 마음이 저미는 것 같았다. 일찍 알았더라면 도와줄 수도 있었을
텐데. 숨길 몇 ㎜만 유지해줬어도 이렇게 황망하게 세상을 등지지는
않았을 거란 안타까움이 오래도록 마음을 무겁게 했다.

6) 매일 밤 뇌가 위험하다

코골이로 인해서 생긴 고혈압과 동맥경화가 초래하는 심각한 합
병증으로 뇌졸중을 들 수 있다. 보통 뇌졸중 환자의 40%가 잠자고
있는 도중에 발병하거나 혹은 잠에서 깨어난 후 1시간 이내에 발병
한다. 이런 사실을 통해 뇌졸중이 수면무호흡과 관련이 깊을 것으로
보고 있다.

[그림 34] 국내 뇌졸중 환자 중에서 수면무호흡증을 보이는 코골이가 약 33%가 되었다.

캐나다 토론토의 심장-뇌졸중 연구재단의 논문에서도 같은 결
과를 증명했다. 우리나라 뇌졸중 환자 중 수면무호흡증을 보이는 심

한 코골이가 약 33%나 되었으며, 이는 뇌졸중을 앓지 않은 정상인의
2배가 넘는 수치다.

7) 뇌혈관이 위험하다

동맥류란 동맥벽 일부가 약해져 동맥이 꽈리 모양
으로 부푸는 것을 말한다. 동맥류 원인은 대개 선천
적으로 혈관벽이 약해서 발생하며, 우리나라의 경우
대략 1% 정도 빈도로 발생해 위험도가 그리 높은 편은 아니다. 하지
만 이러한 동맥류가 있는 사람은 나이가 들면서 점차 꽈리 모양의 동
맥류가 커져 파열의 위험이 높아진다. 이런 사람은 머릿속에 언제 폭
발할지 모르는 폭탄을 가지고 다니는 것과 같은 상태로 흥분하거나
수면무호흡처럼 순간 혈압이 높아질 경우 파열이 일어날 수 있다. 파
열이 일어나면 대량의 지주막하 출혈을 동반해 사망에 이르게 된다.

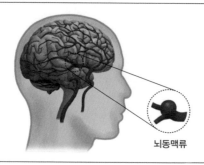

뇌동맥류

[그림 35] 동맥류란 동맥의 벽이 약해져 부풀어오르는 시한폭탄이다.

코골이가 심한 중년 이후의 남성은 심장마비로 사망하는 경우가 많은 것에 비해 여성의 경우 머릿속의 동맥류가 파열해 급사하는 경우가 많다. 대부분의 경우 본인이 동맥류가 있는지 모르고 사는 경우가 많은데 동맥류가 있을 경우 싸우거나 화를 내는 것을 조심해야 한다. 특히 수면 중 호흡장애가 있을 경우 본인은 흥분하지 않은 상태지만 순간 혈압이 높아져 동맥류 파열이 일어나므로 반드시 코골이와 수면무호흡증을 치료해야 한다.

8) 저산소성 허혈성 뇌손상 그리고 치매까지도

가수 신해철 씨의 직접적 사망 원인은 저산소성 허혈성 뇌손상이라 한다. 이는 호르몬 분비 등 매우 다양한 요인이 작용해서 발생한다. 그중 일차적 요인 으로 세포 독성 부종과 세포 내 칼슘 축적을 들 수 있다. 즉, 뇌로 공급되는 혈액이 감소하고 산소가 부족해지면서 발생하는 것이다.

수면 중 코골이와 수면무호흡증은 뇌로 가는 산소량을 급격히 감소시켜 바로 1차적 뇌손상을 일으킬 수 있다. 2차 뇌손상은 산소 자유기 증가로 발생하며 몇 시간에서 며칠에 걸친 잠복기 후에 발생한다. 이 지연성 뇌손상은 세포 외 세포독성의 축적, 경련, 대사 부전, 신경 사망 등에 의해 초래된다. 어렵게 표현했지만 결과적으로 뇌로 공급되는 산소의 양이 부족해서 뇌손상이 일어난다는 말이다.

우리의 뇌는 신체기관 중 가장 우선적으로 산소를 사용하는 기관이다. 깨어 있는 상태에서는 질병이나 사고가 일어나지 않는 한 뇌로 공급되는 산소가 부족하지 않지만, 수면 중에는 기도가 제대로 유지되지 못할 경우 산소 부족 상태를 장시간 반복적으로 겪게 된다. 이는 단순한 코골이 문제가 아니라 저산소성 허혈성 뇌손상을 야기할 수 있으며 일찍 치매가 발생할 수 있다. 치매 예방과 관리 프로그램에는 반드시 코골이 무호흡 치료가 포함되어야 할 것이다.

9) 콩팥 · 빈뇨 · 통풍까지도

72만 명 이상을 대상으로 한 연구결과에 따르면 신장 기능이 나쁜 환자는 수면무호흡증 비율이 높은 것으로 나타났다. 수면무호흡증과 신장질환의 관계를 규명하는 이 연구는 샌안토니오에서 열린 미국심장학회에서 공식적으로 발표되었다.

또 이스라엘 벤구리온대학 연구팀은 수면 중 잦은 소변은 폐쇄성 수면무호흡증 때문이란 연구결과를 발표했다. 미국 수면건강연구소의 에드워드 로메로 박사가 발표한 '코골이 환자의 84.8%가 야뇨증을 겪고 있다'는 연구결과와도 일치한다. 코골이와 수면무호흡은 밤에 몇 번씩 일어나 화장실을 가게 만드는 야뇨증을 유발하고 신장 기능 이상을 초래한다.

이뿐만이 아니다. 수면무호흡증이 통풍 위험을 높일 수 있다는 사실은 알고 있는가?

통풍이라는 병명은 '바람만 불어도 아프다'라는 뜻에서 붙여진 것으로 그 고통의 심각성을 알 수 있다. 통풍은 혈중 요산이 증가하면서 신장을 통해 제대로 배설되지 못하고 무릎, 발목, 발가락 등의 관절에 날카로운 형태의 결정체로 침착되면서 염증과 함께 극심한 통증을 유발하는 대사성 질환이다. 육류나 알코올을 많이 섭취하는 사람들에게 잘 나타나 '귀족 질환'이라는 별명이 있다.

영국 킬대학 의대의 류머티즘 전문의 에드워드 로디 박사 연구팀이 수면무호흡증 진단을 받은 1만5,897명과 수면무호흡 증세가 없는 6만3,296명을 평균 6년 동안 추적 조사한 결과, 수면무호흡증이 있는 사람이 다른 사람에 비해 통풍 발생률이 42%나 높은 것으로 나타났다. 수면무호흡증이 이처럼 통풍과 밀접한 관련이 있는 이유는 수면 시 체내 산소가 부족하게 되면 요산이 과잉 생산되기 때문이다.

10) 피로가 누적되면 재앙이 가까이 온다

코를 고는 사람들은 대부분 호흡곤란이 발생하면 뇌가 각성하여 숨을 쉰다. 3초 이하의 각성은 기억이 나지 않을 뿐이다. 무호흡이 자주 발생하면 뇌에 산 소가 충분히 공급되지 못하는데, 이렇게 되면 아침에 일어날 때 머리가 무겁고 심하면 극심한 두통을 느끼기도 한다. 당연히 낮에 졸리고 일에 대한 집중력과 판단력이 떨어지게 된다.

정확한 판단이 필요한 직업이나 운전, 정밀한 기계를 조작하는 직업을 가진 경우에 코골이로 인한 수면 중 호흡곤란은 치명적인 사고를 유발하는 원인이 될 수 있다. 여기서 수면장애로 인한 만성피로가 불러온 세계적인 참사 하나를 소개하기로 한다.

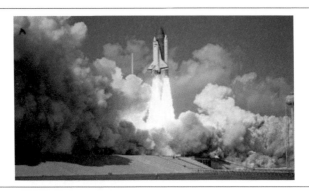

[사진 4] 비극적인 챌린저호 폭발 사고는 수면 부족이 원인이었다.

1986년 케네디 우주센터에서 7명의 우주비행사를 태운 우주왕복선 챌린저호가 쏘아 올려졌다. 그러나 73초 후 동체 연료 로켓에 이상이 발생해 전 세계 사람이 생중계를 보는 가운데 7명의 승무원 전원이 사망하는 폭발사고가 발생했다. 사고원인을 밝혀보니 O링의 문제였다. 발사 전 O링 관련 세부 사항을 점검할 때 미항공우주국(NASA)의 스탭 거의 전원이 12시간을 쉬지 않고 일하고 있는 상태였다. 그전에도 19시간에 2시간 정도의 수면을 취하며 만성적인 피로에 시달렸던 것으로 밝혀졌다. 즉, 챌린저호 폭발 사고는 수면 부족 상태로 중요한 세부사항을 간과해서 발생한 것이었다.

챌린저호의 폭발로 인한 손실 비용은 발사 무효로 인한 손해, 계약금 손실, 우주비행사의 훈련비용, 막대한 보험금, 나아가 셔틀 자체의 손실 등을 모두 합쳐 천문학적 금액에 육박했다. 물론 소중한 인명을 7명이나 잃은 것이 가장 큰 손실이었다. 이 사고는 수면 부족이 초래한 인류 최대의 참사로 꼽힐 것이다.

하지만 중요한 것은 강 건너 불보다 당장 나에게 닥칠 문제다. 우리 고객 중에 국회의원이 있다. 과중한 업무와 심한 스트레스 속에서 코골이는 물론 심한 무호흡증까지 겹쳐 숙면을 취할 수 없었다. 항상 피곤하고 앉기만 하면 졸음이 쏟아졌다. 국회에서도 조는 일이 많았고 중요한 회의에서도 졸음이 쏟아져 면박을 당하기 일쑤였다고 한다. 물론 치료 후 훨씬 밝아진 얼굴로 활발하게 의정 활동을 하는 것을 보면서 국가를 위해 뭔가 보탬이 되었다는 생각에 혼자 뿌듯했던 기억이 있다.

국회의원들 뿐만 아니라 대기업 총수나 임원 및 고위 공직자들도 우리의 고객이다. TV를 보면 많은 사람들이 숙면을 못해 피곤한 얼굴로 중대사를 논하는 모습을 많이 접하게 된다. 국가적인 중대사뿐만 아니라 개인적으로도 숙면을 취하지 못하면 성공적으로 업무를 수행하기 어렵다.

내가 하는 일은 단순히 숨길을 넓히는 일이 아니라 국가나 개인의 업무 능력을 향상시켜 경쟁력을 높이는 일임과 동시에 안전사고를 예방하여 소중한 인명과 재산을 보호하는 일이기도 하다.

11) 자는 동안 두통의 싹이 튼다

한 달에 15일 이상 두통 증상이 나타나면 만성두통
이라 할 수 있다. 만성두통의 원인은 다양하다. 미국
국립 노화연구소(NIA)의 셔 박사는 의학전문지 〈신경
학〉에 700여 명을 대상으로 코골이와 만성두통 사이의 연관성을 조
사한 결과를 발표했다. 그에 따르면 자주 두통을 겪는 사람은 수면
중 호흡곤란 가능성이 2배 높다는 것을 밝혀냈다.

실제로 우리 고객 중에서도 두통이 없어져 너무 기분이 좋다는 분
들이 종종 있다.

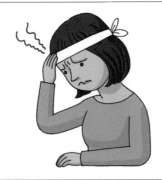

[그림 36] 삶의 질을 현저히 떨어뜨리는 만성두통도 수면무호흡증으로 생길 수 있다.

호흡곤란으로 만성두통이 생기는 이유는 수면 부족과 뇌의 저산
소증, 무호흡증 당시 뇌가 느끼는 스트레스 때문이다. 특히 아침 기
상 후 두통을 느낀다면 수면 중 호흡곤란을 의심해야 한다. 확인하는

방법은 간단하다. 수면 상태를 녹음하는 것이다. 요즘은 휴대폰으로 간편하게 녹음할 수 있는 어플도 많다. 녹음해서 들어보고 코 고는 소리가 시끄럽지 않더라도 비정상적인 호흡이 감지되면 원인을 찾아 해결해야 한다.

지금까지 코골이와 수면무호흡증이 야기할 수 있는 각종 질환 중 중요한 것만 몇 가지 살펴봤다. 여기 다시 언급하지 않았지만 코골이로 숙면을 취하지 못하면 멜라토닌, 성장호르몬 등과 같은 인체의 중요한 호르몬이 제대로 분비되지 않아 세포의 재생과 회복이 더뎌진다. 이에 따른 영향으로 노화가 일어나고 면역력이 약해져 심한 경우 암에 걸릴 수도 있다. 특히 멜라토닌이 제대로 분비되지 않을 경우 코르티솔 호르몬이 증가하면서 '이상 코르티솔 주기'가 생겨나 여성은 유방암에 걸릴 확률이 매우 높아진다.

11

숙면, 누군가에게는
도전이다

수면의 질은 하루의 컨디션을 좌우한다. 업무의 성과를 좌우해 소득을 좌우하고 행복에 영향을 미친다. 결국 숙면은 인생의 행복으로 가는 지름길이다.

아침에 상쾌한 기분으로 눈을 뜨는 것은 축복이다. 개운한 몸으로 잠자리에서 일어나 기지개를 켜면 온몸에 새로운 활력이 솟아나고, 주어진 하루를 멋지게 보내리란 기대감이 싹튼다. 숙면을 취한 사람의 아침이다.

반면 알람 소리가 들리지만 눈을 뜰 수가 없다. 겨우 몸을 일으켜 보지만 물에 젖은 솜처럼 전신이 무겁고 두통이 밀려온다. 매사가 귀찮고 의욕이 없다. 이제 막 눈을 떴지만 쉬고 싶다는 생각만 든다.

시작이 반이란 말이 있다. 아침을 어떻게 시작했느냐가 그날 하루 컨디션을 좌우한다. 두 사람 아침의 차이는 어디서 올까? 그렇다. 아침의 차이는 밤에 생긴다. 밤사이 숙면을 취한 사람은 전날의 피로를 풀고 새로운 에너지를 충전한 배터리와 같다. 반대로 수면의 질이 현저하게 떨어진 사람은 배터리가 방전돼서 빨간불이 들어온 상태로 아침을 맞는다. 누구나 100% 충전된 아침을 맞고 싶어 한다.

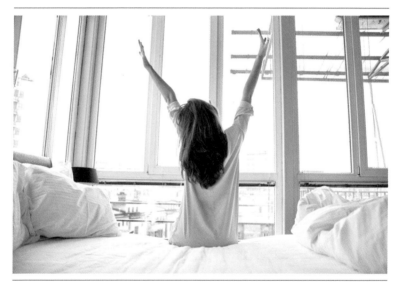

[사진 5] 밤사이 숙면 여부가 하루의 컨디션은 물론 인생의 행복을 좌우한다.

충전된 아침을 위해 어떻게 하면 숙면을 취할 수 있을까?

학창시절 책상에 앉아 있는 시간이 길다고 성적이 좋은 것이 아니듯, 잠을 오래 잔다고 숙면을 취하는 것은 아니다. 흔히 7~8시간은 자야 한다고 알고 있다. 물론 잠을 적게 자면 피곤하다. 그런데 어떤 사람은 7~8시간 이상 오래 잤는 데도 피곤하다. 반대로 3~4시간만 자고도 피로하지 않은 사람도 있다.

　잠은 적정 수면시간을 유지하는 것도 중요하지만 얼마나 깊게 자는지가 핵심이다. 즉 수면은 양보다 질이 중요하다. 현대인들은 늘 잠이 부족하다고 호소한다. 일도 많고 즐길 것도 많으니 잠을 줄일 수밖에 없다고 푸념한다. 숙면을 위해선 기본적인 수면시간이 보장되어야 한다. 그 시간은 사람마다 다르니 각자가 찾을 수밖에 없다. 알람이나 타인이 깨우지 않고 저절로 눈이 떠지고 일상생활에 지장이 없는 정도면 적정 시간이다. 나는 6시간 반이 적정하다. 특별한 상황이 아니라면 일찍 자나 늦게 자나 저절로 눈이 떠진다.

╳ '목'과 '숨'을 지키면 수면의 질이 살아난다 ╳

　수면에 얼마만큼의 시간을 투자할 것인가는 자신의 의지로 통제할 수 있다. 반면 양보다 훨씬 중요한 수면의 질을 결정하는 잠의 깊이는 안타깝게도 자신의 의지로 통제할 수 없다.

　그렇다고 속수무책으로 수면의 질을 포기할 수는 없다. 비록 수면의 질을 전적으로 통제하기는 어렵지만 수면의 질이 떨어지는 것은 막을 수는 있다. 그래서 우리가 해야 할 첫 번째 일은 바로 수면의 질을 떨어뜨리는 방해요인을 제거하는 것이다. 숙면에 영향을 미치는 가장 큰 요인을 '목'과 '숨'이다. 수면 중에 목(경추와 주변 신경)이 편안하고 호흡이 편안하면 숙면의 기본은 되었다고 할 수 있다. 언뜻 보기 당연한 말 같지만 많은 사람들이 '목', '숨'에 문제가 있다. 특히 호흡의 문제는 심각하다. 다만 스스로 느끼지 못하고 있을 뿐이다.

이들에게 '잠'은 휴식이 아니라 생과 사의 사투를 벌이는 전쟁터다. 이런 잠은 보약이 아니라 독약이다.

그들의 소원은 진실로 간절하며 절박하다. 코골이와 수면무호흡증을 극복하고 숙면에 도전하는 사람들에게 꿀잠을 찾아주는 것이 나의 일이다. 앞으로도 더 많은 사람들이 목과 숨이 편안한 꿀잠을 잘 수 있도록 도울 것이다. 이제 다음 장에서 그 구체적인 방법을 살펴보기로 하자.

Part

3

알.쓸.코.잡.

[알아두면 쓸 만한 코골이 방지를
위한 잡다한 지식들]

01

코골이 방지를 위한
다양한 노력들

코골이가 심각하면 본인도 힘들지만 가족들의 피해도 이만저만이 아니다. 그래서 자의반 타의반 어떻게든 코골이를 해결하려는 시도를 하게 된다.

그런데 소위 '카더라 통신'이라 불리는 소문과 민간요법은 수없이 많다. 또한 코골이 방지 효과가 탁월하다고 연일 광고해대는 다양한 보조기구가 인터넷 쇼핑몰에 넘쳐난다. 남성 44%, 여성 28%가 코를 곤다니 관련 상품 시장이 제법 클 만하다.

여기 여러 가지 코골이 방지 요법을 소개한다.

1) 옆으로 자면 왜?

똑바로 누워 자면 혀뿌리근육이 이완되어 처지고 기도를 막는다. 기도가 막히면 코를 곤다. 그래서 테니스공을 잠옷에 붙이거나 각종 방법으로 옆으로 자려고 노력한다. 옆으로 누우면 혀의 위치 때문에 똑바로 누울 때보다 기도 확보가 용이해지는 것은 사실이다. 그러나 인체 골격 구조는 바로 누워 자는 게 좋다. 그렇게 진화했다. 반듯하게 누워 자는 것이 불편한 사람은 뭔가 문제가 있다. 목(경추)이 불편하거나 숨이 불편한 것이다.

목과 숨은 베개의 영향을 받는다. 옆으로 자기를 원한다면 옆으로 자도 편한 베개를 먼저 찾아야 한다. 다만 어깨를 비롯한 근골격계의 문제는 감수해야 한다.

2) 스마트 노라

스마트 노라(Smart Nora)는 침대 옆에 놓고 자는 달걀 모양의 스마트 디바이스다. 코골이 소리를 감지하면 무선으로 연결된 베개 삽입물의 높이를 자동으로 조절하여, 머리나 목의 위치를 바꿔주는 효과가 있다고 한다. 언뜻 듣기엔 좋을 것 같지만, 과연 효과가 있을까? 전문가들의 의견은 갈린다. 수면 전문가인 토론토대학교 부교수 제임스 맥팔레인 박사는 비외과적 해결책으로 추천한다. 한편 뉴욕의 에드워드 알바레스 박사는 머리를 움직일 때마다 베개 높이가 달라지면 그것에 적응하기 위해 뇌가 각성하고 결과적으로 수면의 질을 낮춰 다음 날 아침에 피곤해질 수도 있다고 말한다.

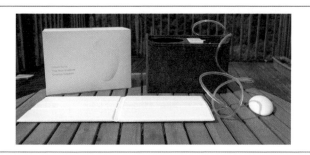

[사진 6] 베개 밑에 삽입해 베개 높이를 자동 조절하는 스마트 노라

3) 코골이 방지 운동

혀가 기도를 막는 이유는 혀근육이 이완되며 뒤쪽으로 처지기 때문이다. 연구개가 늘어지는 것도 근육의 탄력이 떨어지기 때문이다. 근육의 탄력을 유지하

는 방법은 운동밖에 없다. 케겔운동이라는 항문을 조이는 운동법이 있다. 목구멍 확장 운동은 항문 조이기 운동과 반대다. 케겔운동의 효과는 이미 검증이 되었다. 그렇다면 케겔운동과 목구멍 확장 운동을 함께 하는 것도 좋은 방법이다.

연구소에 오는 고객들에게 이 운동을 소개하고 방법을 가르쳐준다. 꾸준히 해서 나쁠 것은 없다. 이게 말이나 글로는 설명하기 매우

어렵다. 유튜브를 보면 방법을 자세히 설명해 주는데 입 안에서 일어나는 일이라서 보이지는 않지만 그 느낌을 터득하게 되면 어렵지 않다. 혀 운동 또한 여러 가지 건강에 도움이 되니 꾸준하게 실천해 보자. 〈청풍 소장의 꿀잠 TV〉에도 있다.

4) 혀에 콘돔을 끼운다고?

원래 이름은 'Tongue Retainer', 즉 혀 유지 기구다. 원리는 부항과 비슷하다. 생긴 게 꼭 콘돔처럼 생겨 혀 콘돔이라고 부른다. 말랑말랑한 실리콘으로 혀가 들어갈 수 있는 공간을 만들어놓은 것이다. 공기를 빼고 그 자리에 혀를 넣고 자는 것으로 혀가 실리콘 안에 매달려 있으니 뒤로 처지지 않는다. 혀가 기도를 막는 주범이라는 측면에서 혀를 고정하는 것은 바람직한 해결책 같아 보이지만, 밤새 혀를 매달고 잘 수 있는 사람은 드물다. 매달고 잘 수 있다 해도 밤새도록 혀에 부항을 뜬다고 생각해 보면 혀 상태가 어떨지 상상에 맡기도록 하겠다.

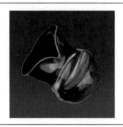

[사진 7] 혀가 기도를 막지 않도록 유지해주는 혀 유지 기구

5) 코 세척의 효과

코 세척은 비염 환자들이 가장 많이 하는 생활 요
법이다. 코막힘은 호흡을 방해하고 코골이를 유발하
므로 코를 세척하여 호흡을 시원하게 해주는 것은 여
러 가지 측면에서 도움이 된다. 다만 깨끗하게 끓인 정수나 생리식염
수를 사용해야 하고, 코로 흡입하는 것을 도와주는 기구를 매번 소독
해서 사용하는 것이 번거롭고 귀찮을 수 있다.

코 세척을 매일 해주면 비염 증상 완화에도 좋으므로 부지런하다
면 시도해 보도록 하자. 방법은 인터넷을 찾아보면 친절하게 잘 설명
되어 있다.

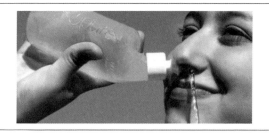

[사진 8] 코 세척은 비염 증상을 완화시켜 코 건강에 도움을 준다.

6) 전기 자극요법

옛날과 같은 방식의 전기충격요법을 말하는 것이 아니다. 팔이나
목에 부착하여 코골이가 감지되면 가벼운 전기자극을 주어 코를 골

지 못하도록 교감신경을 자극하는 방법이다. 그러나 이는 수면 중 스트레스를 유발해 코르티솔 호르몬을 분비시키고 오히려 코골이를 부정적으로 강화하거나 목근육을 자극할 수 있다. 너무 어이없는 방법이라 미국의 알바레스 박사는 "이건 만화책 뒤에나 나와야 할 것 같다. 돈을 아끼길 바란다"라고 당부하기까지 했다. 코를 골지 않게 해주는 것은 잠을 잘 자게 하기 위해서다. 수면을 희생하면서까지 코골이를 줄이느니 차라리 코를 고는 게 낫지 않을까?

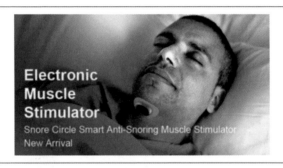

[사진 9] 전기자극요법은 오히려 스트레스를 주어 수면을 방해할 수 있다.

7) 성악이나 관악기 배우기

성악이나 관악기 연주가 실제로 코골이에 효과가 있다는 연구가 있다. 트럼펫이나 트롬본 등 관악기를 연주하다 보면 폐활량이 늘어나고 입으로 악기를 연주하기 때문에 자연스럽게 코로 숨을 쉬게 만들기 때문이다. 또한 자연스럽게 입술과 혀근육을 강화시키고 목구멍 주변의 근육도 단련시킨다. 아래턱의 근육도 단련하여 입 벌림을 방지해 주는 역할도 해준다. 단 근육이 충분히 단련이 될 때까지 오랜 시간 반복적으로 해줘야 효과를 볼 수 있다. 그렇다고 성악가나 관악기 연주자들이 코골이가 없는 것은 아니다. 우리 고객 중에도 성악가도 있고 연주자도 있다. 구조의 문제는 무엇을 해도 어쩔 수 없다. 다만 같은 조건이라면 조금 더 유리하다는 것이다.

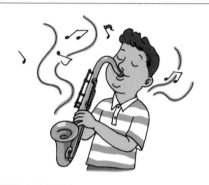

[그림 37] 성악이나 관악기 연주가 실제로 코골이에 효과가 있다는 연구가 있다.

8) 인터넷 코골이 용품의 원리와 효과

다양한 종류의 코골이 방지 기구가 있으나 효과는 그다지 기대하기 어렵고 그럴싸해 보이는 광고에 속기 쉽다.

앞서 소개한 방법만이 아니다. 코골이로 고민하는 사람에게 가장 먼저 접근하는 유혹은 아마도 코골이 방지 기구일 것이다. 인터넷을 검색해 보면 수천 개의 판매처들이 있고 홈쇼핑에서도 판매될 만큼 사람들의 관심이 뜨겁다. 그렇다면 그렇게 팔리는 코골이 방지 기구의 효과는 어디까지 믿어야 할까?

(1) 입 벌림 방지 밴드

코골이 턱 밴드는 턱을 잡아당겨 입을 다물게 해서 코로 호흡하도록 한다. 실지로 착용해본 사람은 알겠지만 답답하고 불편해서 오히려 수면에 방해가 된다. 게다가 이를 악무는 것과 같은 상태가 되어 턱관절에 좋지 않다. 차라리 입 벌림 방지 테이프가 낫다. 입을 벌리지만 않아도 가벼운 코골이에는 효과가 있기도 하다. 다만 이렇게 해서도 해결이 되지 않는다면 구조적인 문제일 가능성이 크므로 전문가의 도움을 받는 게 좋다.

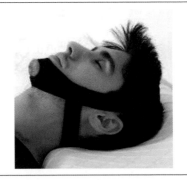

[사진 10] 입 벌림을 잡아주면 약간의 효과는 볼 수 있다.

(2) 비강 확장 기구

코에 삽입하여 비강을 확장하는 기구들도 있다. 의료기기 허가를 받은 제품도 있고 공산품으로 파는 제품도 있다. 무엇이든 코 호흡이 증가되면 코골이가 줄어드는 효과는 있다. 코로 흡입되는 산소량이 증가할수록 호흡기류 속도는 느려지고 소리는 줄어든다. 그래서 코막힘이 원인일 경우에 효과를 볼 수 있다. 물론 코에 넣는다고 다 효과가 있는 것은 아니다. 아무 의미도 없는 제품도 있고 아프고 불편하여 사용하기 어려운 제품도 있다. 광고만 믿지 말고 실제로 원리를 잘 따져보고 판단하자.

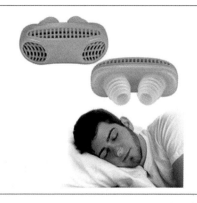

[사진 11] 비강 확장 기구는 다양한 디자인와 소재의 제품들이 많이 있지만 광고만큼 효과가 없는 경우가 많다.

SNS에서 엄청난 광고를 하는 제품이 있어서 구입해서 확인해 본 적이 있다. 광고와는 달리 너무 조악해서 소비자를 우롱하는 제품이었다. 무조건 콧구멍을 넓혀준다고 호흡이 좋아지는 것은 아니다. 콧구멍이 아닌 안쪽의 밸브를 열어줘야 호흡이 좋아진다. 싸다고 아무거나 사지 말자. 그냥 돈만 버린다. 괜히 싼 맛에 코에 맞지도 않는 제품을 쓰다가 콧구멍만 커질 수 있다.

(3) 마우스피스

입 안에 착용하는 마우스피스 류는 몇 천 원짜리부터 수십만 원짜리까지 다양하다. 이들이 주장하는 원리는 모두 같다. 아래턱을 앞으로 당겨 기도를 열어준다는 것이다. 대부분의 구강형 기도확장기의 원리는 동일하다.

실제 쇼핑몰에서 판매하는 제품의 사용 후기는 대체적으로 부정적이다. '이런 쓰레기를 파냐. 이 빠지는 줄 알았다.' '좋다는 상품평은 직원이 단 것이냐? 좀 써보고 팔아라.' '절대 사지 마시라. 돈 버리는 거다.' '턱이 아파서 못 쓴다. 그냥 옆 사람한테 좋은 귀마개를 사주는 게 낫다.' '검색해서 본 것만큼 효과가 없다. 자꾸 빠져서 몇 번 성형했는데도 빠져서 잘 모셔놓았다.'는 평들이 대부분이다.

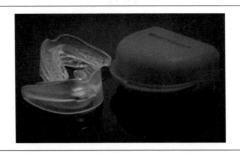

[사진 12] 잘못된 마우스피스는 치아와 턱관절에 위험한 흉기가 될 수 있다.

왜 이런 일이 벌어질까? 사람마다 기도가 협착되는 정도가 다르며 원인도 다르다. 기도를 유지하기 위해 아래턱을 전진하는 정도가 다를 수밖에 없다. 무조건 턱을 앞으로 많이 뺀다고 효과가 좋은 것이 아니다. 그 위치를 찾는 기술이 핵심이다. 한 번에 그 위치를 찾는다는 것은 거의 불가능하다. 그래서 연구소에서 개발한 제품은 0.1㎜까지도 조절할 수 있는 조절기를 달았다.

또한 구조적으로 치아에 무리를 줄 수밖에 없으므로 힘의 분산을 시켜줄 장치 설계와 제작 공법이 반드시 필요하다. 뜨거운 물에 연화시킨 마우스피스를 입 안에 넣고 어떻게 성형을 할 수 있겠는가? 그 방면의 전문가인 내가 해 봐도 제대로 되지 않았다. 해 보면 공감할 것이다.

구강 장치는 턱관절을 움직이는 것이므로 턱관절과의 상관성이 매우 높다. 0.1㎜ 차이로 불편해지기도 하며 안정을 찾기도 한다. 좌우의 편차는 물론 상하의 균형도 중요한 요소이다. 상하좌우의 균형이 맞지 않은 상태로 장기간 사용할 경우 원치 않은 턱관절의 문제를 가져올 수 있다. 작은 마우스피스 하나가 자칫하면 치아와 턱관절을 망가뜨리는 흉기가 될 수 있다. 왜 전문가가 그렇게 어렵고 복잡하게 맞춤 제작하는지 생각해 보자. 지금까지 수만 개의 구강형 기도확장기를 제작해 왔지만 할 때마다 새롭다. 당연하다. 같은 사람이 없으니까. 같은 사람이라도 그때마다 다르니까.

⋋⋌ 구강형 기도확장기의 전문가는 누구일까? ⋋⋌

구강형 기도확장기를 제작하는 곳도 많이 늘었다. 다들 나름 전문가라고 이야기한다. 얼핏 그런 것도 같다. 그런데 진짜 전문가와 무늬만 전문가의 차이는 문제가 생겼을 때 알 수 있다. 문제를 안 만드는 게 가장 최선이겠지만 현실적으로 완벽하게 아무런 문제도 발생하지 않기란 힘들다. 크고 작은 문제들을 얼마나 신속하고 탈 없이 해결을 할 수 있는지가 능력이다. 이런 능력은 책이나 이론으로는 생길 수 없다. 비슷하게 흉내 내서도 따라올 수 없는 노하우다.

이론도 중요하지만 실전에서 얼마나 많은 문제를 직접 경험하고 진심으로 해결을 위해 노력해 왔는지 그 결과물이 쌓여서 만들어지는 것이다. 그럴싸한 가짜가 많은 세상이다. 한 번쯤 의심해 보고 비교해 보자.

기본적으로 한 분야에서 오랜 시간 꾸준하게 해왔다면 실패 확률이 적을 것이다.

한번 맞추면 10년을 써야 하는데 비용이나 시간 때문에 아무데서나 맞추는 것은 오히려 비용과 시간을 더 뺏기는 결과를 초래할 수 있다. 제대로 된 전문가를 찾는 것이 실패를 예방하는 길이고 손실을 줄이는 길이다.

02

코골이 방지 베개의 진실

　최근 숙면을 취하지 못하는 사람, 코 고는 사람들을 위해 다양한 기능성 베개들이 인기를 끌고 있다. 코골이를 없애준다는 이른바 '코골이 베개'는 정말 효과가 있을까?

　잘못된 자세 때문에 코를 곤다면 자세를 바로 잡아주면 완화될 수 있다. 하지만 다른 원인이라면 별 효과를 기대하기 어렵다. 효과를 알기 위해선 코골이 베개가 어떤 작용을 하는지, 코골이에 어떻게 영향을 미치는지 살펴봐야 한다. 베개 얘기를 하기 전에 코골이란 무엇인가? 코골이는 왜 생기는지 다시 살펴보자.

　코골이, 즉 잠을 자는 동안 코에서 소음이 발생하는 이유는 수면 시 공기가 좁아진 기도를 통과하면서 기도 주변의 연조직들이 떨리기 때문이다. 우리 몸은 잠이 들면 조직들도 긴장이 풀리며 늘어진다. 기도도 마찬가지다. 그래서 긴장이 풀린 기도가 늘어지면서 좁아지게 된다. 더구나 얼굴이 작고 턱이 작은 사람은 기도도 좁다. 만약 혀까지 크다면 거의 코골이 수면무호흡증은 피할 수 없다.

젊을 때 코를 골지 않았어도 나이가 들면 코를 곤다. 얼굴에 주름이 생기듯 피부에 탄력이 떨어지고 체내 조직의 탄력도 떨어져 늘어지게 된다. 살이 찔수록 기도 주변 조직에도 지방이 붙어 기도가 점점 좁아지기 때문이다.

코골이는 이처럼 치밀한 생체 원리로 발생하는 것이기 때문에 베개만으로 완치되기는 어렵다. 기도를 넓혀주는 베개가 아니라면 코골이 개선 효과가 미미하다.

✕ 원인을 찾은 후 코골이 베개를 선택해야 한다 ✕

맞지 않는 베개로 발생한 코골이는 베개를 바꿔 개선할 수 있다. 원인이 무엇인지에 따라 다르다는 것이다.

가끔 베개를 바꿔서 코골이가 좋아졌다는 사례가 있다. 정말 베개로 코골이를 치료한 것일까? 아주 틀린 말은 아니다. 베개를 바꿈으로써 기도가 확보되었기 때문이다. 수면 중에는 근육의 긴장이 풀리고 중력의 영향으로 기도가 좁아지기 때문에 1~2㎜ 차이로도 코골이가 심해지기도 하고 심지어 숨이 멎기까지 한다. 머리의 위치와 목의 각도에 따라 기도가 좁아지기도 하고 정상적으로 유지되기도 하는 것이다. 그래서 머리의 위치와 목의 각도에 영향을 주는 베개는 가벼운 코골이에는 도움이 된다.

자신에게 맞는 베개는 호흡이 편하다. 그러나 시중에서 판매하는 규격화된 베개는 자신에 맞게 미세한 높이 조절이 불가능해 실질적으로 호흡 개선 효과를 보기 어렵다.

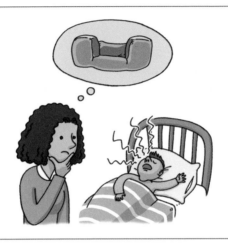

[그림 38] 잘못된 베개는 코골이를 유발한다.

몸에 맞지 않는 베개는 수면을 방해하는 것은 물론 목근육통, 인대 손상, 각종 목 질환을 일으키고 심할 경우 목디스크를 발생시킬 위험이 있다고 전문가들은 경고한다. 바꿔 말하면 몸에 잘 맞는 베개는 숙면에 도움이 되고 목근육통, 인대 손상, 각종 목 질환이나 목디스크를 예방할 수 있다는 것이다.

베개는 건강과 아주 밀접한 관계가 있다. 그러나 수면의 중요성은 잘 알고 있으면서도 베개의 중요성은 간과되어왔다. 최근 들어 베개에 대한 관심이 높아지고 있지만 어떤 베개가 좋은 베개인지 정확한 정보는 부족한 실정이다.

거기에 판매자의 홍보 내용은 대부분이 소재에 집중되어 소비자들의 혼란을 가중시키고 있다. 회사마다 천연라텍스, 합성라텍스, 메모리폼, 한약 재료, 메밀, 황토, 편백 등등 저마다의 장점을 자랑한다. 소비자 입장에서는 주어진 정보 내에서 판단할 수밖에 없기 때문에 자연스럽게 소재가 중요한 선택 요인이라고 착각할 수밖에 없다.

베개에 있어 가장 중요한 것은 높이고 그 다음이 소재다. 코골이가 있다면 특히 더 그렇다. 아무리 질 좋은 소가죽으로 만든 신발도 내 발에 딱 맞지 않으면 불편한 것과 마찬가지다. 코골이를 개선하기 위해선 기도 확보가 필수다. 기도는 편백이나 천연라텍스라고 해서 확보되는 것이 아니다. 기도는 목의 위치와 각도로 확보되기 때문에 높이가 관건이다.

우리 연구소를 찾아온 고객 중에 베개에 예민한 사람이 있었다. 베개만 보관하는 베개장이 따로 있을 정도로 지금까지 좋다는 소재의 베개는 다 사용해 봤으나 만족한 베개는 없었다고 했다. 자신에게 딱 맞는 높이의 베개를 경험해 본 적이 없기 때문에 사실 크게 상관도 없는 베개의 소재에 더욱 예민해진 케이스다.

베개를 맞춰주다 보면 신기한 경험을 한다. 베개를 맞추기 위해서는 일단 다양한 높이를 느껴보게 한다. 높은 위치부터 가장 낮은 위치로 이동하다 보면 어딘가에서 편안한 지점이 있다는 것이다. 호흡도 목도 편안해지는 위치 말이다. 신기한 것은 그 위치에 측정기를 대보면 흔들리던 추의 위치가 5도에 서 있는 것이다. 거의 대부분의 사람들이 그렇다.

얼굴이 같은 사람이 없듯이 뒤통수와 목 그리고 어깨도 사람마다 다 다르다. 그래서 높이를 특정할 수 없다. 그야말로 개인별 차이를 고려해서 목과 머리 그리고 좌우의 높이를 맞춰줘야 한다. 다 비슷해 보이는 신발이지만 편하기도 하고 불편하기도 하다. 하물며 머리를 받쳐주는 베개인데 신발 고르는 것보다도 대충 골라서야 되겠는가? 그렇게 어려운 것도 아닌데 말이다.

그렇다면 자신에게 딱 맞는 베개를 어떻게 알 수 있을까? 좋은 베개란 다음과 같은 7가지 조건을 갖춰야 한다.

⸱⸱ 좋은 베개의 7가지 조건 ⸱⸱

(1) 목뼈의 정상적인 C자 곡선을 유지시켜줘야 한다.

베개를 벴을 때 목뼈의 C자 곡선을 유지시키는 이상적인 각도가 만들어지면 목과 어깨의 근육이 비로소 릴렉스한 상태가 된다. 목과 어깨가 편안해진다. 긴장되어서 잘 모를 때에는 호흡이 편해지는 것으로 느끼는 게 더 쉽다.

아직까지 시중에 나와 있는 규격화된 베개로는 모든 체형에 맞을 수 없다. 오히려 내용물을 넣고 빼고 조절할 수 있는 소재로 높이를 조절할 수 있는 베개가 이 조건을 만족할 수 있다.

(2) 개인의 체형에 맞도록 베개의 높낮이를 조절할 수 있어야 한다.

목, 어깨, 머리 모양 등 사람마다 체형이 다르다. 뿐만 아니라 매트리스의 푹신한 정도에 따라 베개의 높이는 달라진다. 사람마다 느끼는 높이 감수성도 다르다. 옆으로 누우면 어깨 높이가 사람마다 다르기 때문에 자신의 상태에 맞게 조절할 수 있어야 한다. 뒤통수가 납작한 사람과 튀어나온 사람이 어떻게 같은 높이에 맞을 수 있겠는가?

(3) 옆으로 누울 때 목뼈와 등뼈가 수평이 되도록 유지시켜 주어야 한다.

옆으로 누울 때는 베개가 어깨 높이에 맞도록 되어 있어야 목뼈와 등뼈가 수평을 유지할 수 있고 목뼈가 꺾이지 않는다. 목뼈가 꺾인 상태로 장시간 있으면 근육이 경직되고 혈액순환에 문제를 일으킨다. 바로 누워 자는 자세가 가장 좋지만 가끔은 옆으로 누워 있을 때가 좋을 때도 있다. 특히 목이 불편한 사람은 바로 누우면 무척 불편해 한다. 옆으로 누워서도 어깨에 부담이 최소화되는 높이가 좋다. 옆으로 누워 얼굴의 각이 바닥과 수평이 되는 정도가 좋다.

(4) 열을 발산하고 옆으로 누울 때 귀가 눌리지 않도록 해야 한다.

메모리폼이나 라텍스 베개의 단점 중에 하나가 열이 발산되지 않는다는 점이다. 메모리폼은 수분에 약하기 때문에 탄력이 떨어지고 변색이 되어 위생상도 좋지 않다. 1년 이상 사용했다면 속커버를 열어 메모리폼 상태를 살펴보자. 결과는 상상에 맡기겠다.

또한 보통의 베개는 옆으로 누웠을 때 귀가 눌려 답답하고 불편하다. 이에 비해 통풍이 잘되는 소재를 사용해 열이 발산되면서 귀가 닿는 부위는 구멍을 만들어준다면 훨씬 편안하다.

(5) 호흡을 원활하게 할 수 있도록 기도를 확보하는 위치를 찾을 수 있어야 한다.

베개의 높이에 따라 호흡이 편안한 위치가 있다. 이는 혈액순환과도 관련이 있으며, 부비동의 각도에 따라 비밸브가 열리는 정도가 달라지기 때문이다. 베개가 이런 역할까지 하는지 의아할 수 있겠지만 경험해본 사람만이 느낄 수 있다. 호흡이 원활해지면 코골이 소음은 줄어든다. 잘 맞는 베개가 코골이를 완벽하게 개선하는 것은 아니지만 코골이에 도움이 되는 것은 확실하다. 전제조건은 기도를 확보하는 이상적인 위치를 찾았을 경우다.

(6) 적절한 탄성이 유지되어야 한다.

베개가 너무 딱딱하거나 푹신하면 목을 긴장시켜 근육의 경직을 초래한다. 적절한 탄성이란 너무 딱딱하지 않으면서도 힘을 주어 눌렀을 때 10~20% 정도 눌리면서 형태가 유지되는 정도다. 메밀껍질 정도가 적절하지만 생 소재는 오래 쓰면 부스러기가 생기고 잘못하면 미생물 오염이 심할 수 있어 주의해야 한다. 라텍스나 메모리폼 베개는 처음에는 푹신하고 편한 것처럼 느껴지지만 오래 사용하면 피로감을 느낀다. 달리기를 할 때 푹신푹신한 신발을 신고 뛰면 빨리 지친다. 푹신한 베개는 좋지 않다. 더구나 맞지 않는 높이의 베개가 푹신하기까지 한다면 100% 수면을 방해한다.

(7) 세탁이 용이하고 오래 사용해도 오염이나 변형이 없어야 한다.

자는 동안 상당한 양의 땀이 난다. 또한 두피에서 떨어져 나오는 비듬이나 이물질들이 베개에 묻기 쉽다. 이게 베개 속까지 오염을 시킨다면 위생 상태는 열악하기 짝이 없을 것이다. 베개에 기생하는 세균 수가 변기에 기생하는 세균 수의 96배에 달한다는 조사결과도 있다. 그럼에도 불구하고 베개 속을 세탁하는 경우는 많지 않다. 세탁이 불가능한 소재가 대부분이고 메모리폼이나 라텍스 제품은 통풍이 안 되고 고온다습한 환경으로 각종 유해 세균이 서식하기에 매우 좋은 환경이다. 게다가 수분에 취약하기 때문에 세탁할 수도 없어 위생적인 측면에서 보면 멀리해야 마땅하다.

그렇다면 과연 시판되는 코골이 베개가 위의 7가지 조건을 만족할 수 있을까? 전부는커녕 1~2개를 만족시키는 것도 드물지 않을까 싶다. 좋은 베개란 나에게 맞는 베개다. 팁을 하나 제시하자면 나에게 맞는 베개를 찾기보다 베개를 나에게 맞추는 게 더 빠르고 확실하다.

위의 7가지 조건에 부합하는 베개로 나한테 맞추자. 투자 대비 효용성 면에서 이만한 투자가 없다.

03

30%의 가능성
수술

코골이와 수면무호흡증의 여러 원인을 봤을 때 수술이 효과적인 경우는 20~30%에 불과하다. 게다가 재발 빈도가 높다. 코골이 수술은 최후의 선택지가 되어야 한다.

몇 년 전 코골이 수술을 하다가 국회의원이 사망한 사례가 있었다. 한 사람 뿐일까? 뉴스에 나오지 않은 사례는 더 많을 것이다. 목구멍은 함부로 칼을 대기에는 리스크가 너무 많은 기관이다. 그런데도 아직까지 우리나라는 코골이 치료는 수술이라는 인식이 팽배하다. 한 해에도 수십만 명이 코골이 수술을 받고 있는데 이들 대부분은 수술의 고통과 회복 과정의 후유증을 경험하고 안타깝게도 다시 코를 곤다. 이유는 코골이의 원인이 다양하기 때문이다.

원인을 정확히 파악하지 않고 단순히 목젖이나 편도 같은 연조직를 제거하거나 삐뚤어진 비중격을 바로잡는다고 코골이가 없어지지 않는다. 코골이의 원인은 기도, 혀, 하악의 위치, 코, 편도, 아데노이드, 골격 구조, 비만 등 다양하다. 하나의 문제일 수도 있고 여러 가지가 복합적으로 작용하기도 한다. 대부분은 몇 개가 동시다발적으로 작용하여 호흡곤란 지경까지 이른다.

>< 보험의 아이러니 ><

수술을 권하는 보험 시스템, 그러나 수술은 잘못되어도 되돌릴 수가 없다.

2018년 하반기부터 수면무호흡증 치료 시 수면다원검사, 수술, 양압식 기도확장기 치료까지 건강보험이 본격 적용되었다. '공짜라면 양잿물도 먹는다'는 웃지 못할 옛말이 있다. 어쨌거나 보험이 된다면 굳이 안 해도 될 치료도 큰 망설임 없이 해 본다. 그러다 보니 수면다원검사를 받기 위해 몇 달씩 대기자가 밀려 있다. 그만큼 수면무호흡증 환자가 많다는 방증이기도 하다.

수면무호흡증 진단이 나왔어도 의학적인 치료 효과가 입증된 것은 수술, 양압식 인공호흡기(양압기), 구강형 기도확장기뿐이다. 문제는 그중 구강형 기도확장기는 보험에서 제외되었다는 점이다. 왜 그렇게 되었는지 이유는 지면에서는 선뜻 말하기 어려운 속사정이 있다. 어쨌거나 보험이 적용되는 치료는 수술과 양압식 인공호흡기밖에 없다.

양압식 인공호흡기는 말 그대로 인공호흡기다. 써본 사람들은 알겠지만 이게 여간 불편한 것이 아니다. 그래서 적응에 실패하는 사람들이 많다. 그러면 대안은 수술 아니면 구강형 기도확장기인데 수술은 보험이 된다. 그래서 금전적 부담을 덜기 위해 큰 망설임 없이 수술을 선택하는 사람들이 많다. 맛있는 것을 먹고 비싼 차를 사고 좋은 침대를 사는 데 국가가 지원해 주지 않는다. 코를 세우고 비뚤어진 치아를 교정을 하는 데 보험이 되지 않는다. 그래도 기꺼이 선택한다. 그런데 왜 자신의 생명을 좌우하고 삶의 질을 결정하는 치료는 보험이 적용되지 않는다는 이유로 외면하는 것일까?

아이러니가 아닐 수 없다. 수술에 대한 환상과 기대가 그만큼 큰 것일 수도 있다. 일단 수술은 한 번만 고통을 참으면 영구적일 것이란 막연한 기대심리가 있기 때문이다. 아직도 그런 생각을 하고 있다면 수술의 부작용과 수술 후 후유증을 극복해 가는 사람들의 눈물겨운 이야기를 찾아보기 바란다.

한때 척추 수술에 보험이 적용되고부터 디스크 수술이 선풍적인 인기를 끌었던 적이 있다. 이제 수술의 실체를 아는 사람들은 보험도 안 되는 운동 치료와 교정 치료 같은 자연 치료법에 매달린다. 디스크 수술의 부작용과 폐해를 잘 알았기 때문이고 수술이 답이 아니라는 것도 알기 때문이다.

수술은 그야말로 응급 치료가 되어야 한다는 게 나의 생각이다. 다른 방법이 있다면 수술은 가급적 피하고 보자.

Part
4

코골이,
원인별 공략무기

01

코골이·수면무호흡증
해결을 위하여

　앞서 코골이와 수면무호흡의 증상에는 어떤 것이 있으며, 신체에 미치는 심각한 영향과 코골이와 수면무호흡증을 유발하는 다양한 원인을 다각도로 조명해 보았다. 그저 조금 시끄러울 뿐이라고 생각했던 코골이가 단순히 소음의 문제가 아니란 사실을 깨달았다면 이제 나와 가족의 코골이 상태가 어느 정도인지 파악해 볼 필요가 있다.

　코골이는 수면 중에 일어나기 때문에 자각이 거의 불가능하다. 수면 중에는 의식이 없으므로 스스로 자신의 코 고는 소리를 듣지 못하기 때문이다. 자신의 코골이 상황을 파악하거나 가족의 코골이 정도를 알아보기 위한 첫 단계는 코골이를 녹음하는 것이다. 소리를 들어보면 정상과 비정상적인 호흡 소리를 구별할 수 있다. 비정상적인 호흡으로 인해 발생하는 일상의 변화나 심신의 이상을 느끼고 있다면 이미 문제가 상당히 진행되었다는 것을 의미한다. 이런 이상 증상이 나타나기 전에 미리 예방하는 것이 가장 좋다. 그렇다고 증상이 나타났다고 포기해서는 안 된다. 방치할 경우 더욱 악화되는 속도가 빨라질 것이 자명하기 때문이다.

모든 사고와 질병은 '예방이 최선이다'라는 사실을 모르는 사람은 없다. 선진국일수록, 의식수준이 높은 사람일수록 사고와 질병이 적은 이유는 바로 미연에 방지하기 때문이다. 그 시작은 수면 상황을 녹음하는 것부터다. 인지해야 바뀔 수 있다.

그런데 자신의 수면상태를 점검하고 코골이와 수면무호흡증이 의심될 경우 더럭 겁부터 나는 게 사실이다. 수술을 해도 재발하고 양압식 인공호흡기는 엄두가 안 나고 거부감부터 드는 게 사실이다.

그러나 뜻이 있는 곳에 길이 있다. 원인과 상태를 알았으면 해결책도 반드시 존재한다. 여기 많은 사람들이 효과를 본 몇 가지 치료법을 소개한다. 코골이와 수면무호흡증을 개선하고 숙면을 되찾는 일은 생각보다 그렇게 어렵지 않다.

02

소료혈을 잡아야
코가 살아난다

한국인 10명 중 3명은 비염을 앓고 있으며 증상을 다소 개선할 수는 있으나 완치할 수 있는 치료법은 아직 존재하지 않는다.

비염을 앓아보지 않은 사람은 그 고통을 알지 못한다. 쉴 새 없이 흐르는 콧물, 머리는 멍하고 코를 자꾸 풀어서 코 주변이 헐고, 코가 막히니 집중이 안 돼서 직장인은 업무 능률이 떨어지고 학생은 수업을 따라가기 힘들다.

알레르기성 비염은 특히 봄가을 환절기에 집중적으로 발병한다. 4~5월, 9~10월에 이비인후과를 가면 알레르기성 비염 환자로 발 디딜 틈이 없을 정도다. 꽃가루 등의 알레르기 유발물질과 최근 들어 심해진 미세먼지로 증상이 더욱 심해지는 추세다.

병원에서 알레르기성 비염을 치료하는 방법으로는 크게 3가지가

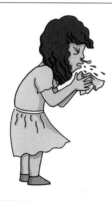

[그림 39] 비염은 일상 생활뿐만 아니라 수면에도 큰 지장을 준다.

있다. 회피요법, 약물요법, 면역요법이 그것이다. 회피요법은 원인이 되는 물질을 피하는 것이다. 미세먼지, 진드기, 동물의 털, 곰팡이 등이 원인이라면 이런 것들을 생활 속에서 접하지 않도록 최대한 환경 관리를 하고, 특정 식품이 원인인 경우는 그 식품을 먹지 않는 방법이다. 언뜻 쉬워 보이지만 상당히 불가능한 경우가 많다. 예를 들어 미세먼지를 막기 위해 24시간 공기청정기가 가동되는 공간에 있을 수도 없으며, 대부분의 경우 알레르기의 원인이 한두 가지가 아니기 때문에 모두 피하면서 살기란 불가능에 가깝다.

그래서 가장 흔하게 쓰이는 방법이 약물요법이다. 주로 항히스타민제, 스테로이드제, 항알레르기제를 사용하는데 먹는 것과 코에 뿌리는 것 등이 있다. 이런 약물들은 당장 불편한 증상들을 개선시켜주는 대증요법이다. 원인을 치료하는 것이 아니기 때문에 약물 투여를 중지하면 증상이 다시 나타난다. 그리고 장기간 사용하거나 남용하면 여러 가지 부작용이 따른다.

항히스타민제를 복용한 후 졸음이나 현기증이 오기 때문에 한창 활동하는 낮 시간이나 공부하는 학생은 사용을 기피하게 된다. 코 안에 뿌리는 국소 혈관 수축제는 순간적으로는 코를 뻥 뚫어주기 때문에 시원하게 느껴지지만 계속 사용하면 약물성 비염이라는 부작용이 생겨 코막힘이 더 심해질 수 있다. 부득이하게 사용할 경우는 단기간만 사용해야 한다.

알레르기성 비염에 대한 면역요법은 알레르기의 원인이 되는 항원을 규칙적인 간격으로 소량씩 투여해 면역을 기르는 방법으로 원리상으로 맞는 치료법이지만 현실적으로 크게 효과를 거두지 못하고 있다. 치료 기간이 최소 3년 정도로 너무 길다는 단점도 있다.

결과적으로 얘기하자면 어린이 세 명 중 한 명이 앓고 있고, 우리나라 인구 10명 중 3명이 병원을 찾는다. 하지만 아직 알레르기성 비염을 완치하는 경우는 매우 드물다. 오죽하면 에이즈, 암과 함께 3대 난치성 질환이라고 할까.

✕ 비염과 코골이, 수면무호흡증은 어떤 관련이 있나 ✕

알레르기 비염을 해결하기 위해선 코끝에 있는 소료혈을 자극해 주면 효과적이다.

문제는 이 알레르기 비염이 코골이와 수면무호흡의 유발 요인이라는 사실이다. 병원에서 치료방법이 없다고 그저 콧물만 흘린 채 멍하니 있을 수는 없다. 그렇다면 한방은 어떨까? 한방에서는 만성 알레르기성 비염의 원인을 면역력이 약해진 것으로 보고 치료한다. 그래서 전신의 면역력 강화와 호흡기 치료와 함께 코 주변 혈자리에 침을 놓기도 한다.

코는 외부의 기운이 폐와 연결되는 통로로 일반적으로 폐는 찬 공기에 민감하기 때문에 폐로 가는 공기가 찰 때 비염이 잘 생긴다. 이는 해부학적으로도 일치한다. 코 호흡을 할 경우 아무리 차가운 공기도 코의 모세혈관을 지나며 30도까지 온도가 상승해 기관지를 지나 폐로 들어가도 아무 문제가 없다. 하지만 구강 호흡을 할 경우 찬 공기가 바로 기도를 통해 기관지로 흘러들어가 폐에 부담을 준다.

한방 치료는 폐 기능을 정상화하고 전신의 면역력을 높이는 방향으로 진행되며 여기에 코끝에 있는 소료혈을 자극해 주면 알레르기성 비염, 코막힘, 집중력 강화, 숙취해소에도 효과가 탁월하다고 한다.

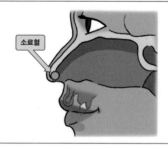

[그림 40] 소료혈은 코의 중심 혈자리로써 자극하면 코의 기혈순환을 촉진한다.

소료혈은 코끝에 위치한 코의 중심 혈자리로 코 건강은 물론 우리 몸의 기혈 순환에 중요한 역할을 하는 곳이다. 이렇게 중요한 혈자리임에도 불구하고 임상에서는 잘 쓰지 않는다. 이유는 얼굴의 중앙인 코의 가장 뾰족한 곳에 위치하여 직접 치료하기가 곤란하기 때문이다. 침은 너무 통증이 심하고 뜸은 화상의 우려 때문에 시도하기 어렵다.

그럼에도 불구하고 알레르기성 비염이 워낙 심해서 일상생활에 지장을 심각하게 받는 경우 극심한 통증을 감수하고서라도 소료혈에 침을 맞는데, 효과가 상당하다고 한다. 알레르기성 비염이 좋아지면서 함께 코골이도 개선되고 코로 숨 쉴 수 있어 좋지만 치료 시 통증이 너무 심하다는 딜레마에 빠지는 것이다.

⨯ 소료혈 전용 지압기구 ⨯

난치성 질환은 관리와 예방이 중요하다. 영구적으로 사용할 수 있는 코 건강 관리 방법이다.

필요는 발명의 어머니라고 했다. 아프지 않고, 부작용이 없이, 알레르기성 비염을 해결하고 코 건강을 유지할 수 있는 방법은 없을까? 문제는 최대한 아프지 않게 소료혈을 자극하는 것이다. 그래서 소료혈 전용 지압 기구를 개발했다. 사람들은 비염 코걸이라고 부른다.

사용법은 너무 쉽다. 옥과 형상기억합금으로 된 고리를 코에 끼우면 끝이다. 매우 간단하다. 귀에 귀찌나 귀걸이를 하는 것과 비슷하다. 간단히 착용만 하면 코 안쪽에 닿는 부위에 부착된 옥이 소료혈을 미세하게 자극해 준다. 코가 막혔던 사람은 코에 장착하는 순간 코가 뚫리기 시작하는 것을 느끼는 경우도 있다. 그리고 코로 숨 쉬는 것이 한결 자유로워져서 머리가 개운해지는 것은 덤이다.

이렇듯 무언가를 개발한다는 것은 설레는 일이다. 게다가 내가 만든 것을 누군가가 사용하고 만족했다고 편지를 보내준다면 그만한 보람도 없을 것이다.

아래는 소료혈 전용 코걸이를 사용한 고객의 사연이다. 만든 사람이 제아무리 기능과 효과를 설명해도 직접 사용해 본 사람이 전하는 한마디만 못하다. 10개월간 직접 사용한 고객의 이야기를 들어보자. 원문은 최대한 유지하고 맞춤법 수정과 제품명 대신 '코걸이'로 바꾸어 편집했다.

한 달 사용 후 내가 느낀 점, 그리고 소장님께 드리는 말씀

안녕하세요. 한 달 정도 코걸이를 사용했고 그간 느낀 점에 대해서 몇 가지 적겠습니다. 우선 코걸이의 효과는 대만족입니다! 아주 훌륭합니다! 저는 알레르기 비염으로 다년간 고생했습니다. 이비인후과, 일반 내과, 한의원 등 안 다녀본 곳이 없고 좋다는 약초도 먹어봤습니다. 하지만 코걸이를 왜 이제야 만나게 되었는지 후회만 남네요.

코걸이는 코골이나 만성 비염, 알레르기 비염에 확실한 효과가 있습니다. 특히 대표적인 증상인 코막힘에 대해서는 탁월한 효과를 발휘합니다. 제품설명서에도 적혀 있지만 아마도 소료혈이라는 곳을 눌러 코의 혈액순환을 원활하게 해주어서가 아닐까 생각됩니다.

소료혈을 지압해 주니 코의 혈액순환이 좋아지는 게 느껴지고 혈액순환이 좋아지면서 입으로 쉬던 숨을 코로 쉴 수 있게 됐습니다. 동시에 억지로 막힌 코로 들이키던 호흡이 없어지면서 코골이도 많이 좋아졌습니다. 재채기 등 다른 비염 증상도 거의 99%까지 완화시켜주었습니다.

그동안 병원에 다니면서 보낸 시간과 비용 낭비가 정말 아까울 뿐입니다. 한의원에서 지어 먹은 수십만 원대의 한약 대신 코걸이를 빨리 접했더라면…….

그런 마음으로 한 가지 더 말씀드리고 싶은 것이 있습니다. 전 우연히 인터넷 사이트에서 코걸이를 보고 밑져야 본전이니 한 번 사보자는 마음으로 구매했습니다. 그리고 홈페이지를 찾아보니 서울대학병원과 임상실험을 하고 신문사 등 언론의 추천을 받은 내용, 특허취득 같은 제품을 구매하는 데 신뢰감을 더할 수 있는 자료가 많더군요. 대중적인 홍보와 마케팅이 아쉽다는 생각이 들었습니다. 비염은 정말 고통스럽습니다. 답도 없고 평생 이렇다고 생각하면 암담했어요. 그런데 코걸이를 사용 후 정말 삶의 질이 달라졌습니다. 이렇게 효과 좋은 제품은 많은 사람들이 알고 선택할 기회가 있었으면 하는 바람입니다.

03

코로 숨 쉬는 자유,
비밸브를 열다

비강과 비밸브를 확장해 주면 코 호흡을 즉시 개선할 수 있다.

비강확장기는 비중격만곡증이 있거나 코가 막힌 경우에 비강과 비밸브를 확장하여 코 호흡을 즉시 개선하는 의료기기이다. 이는 코클링 스페셜이라는 제품이 모태가 되어 개발했다. 코클링 스페셜은 마니아가 생길 정도로 열광하는 고객들이 많았는데 문제는 만들기가 너무 어렵다는 점이었다. 형상기억와이어를 구부리고 옥을 부착하는 작업이 쉽지 않아 숙련된 고급 기술자들이라도 하루에 몇 개 만들지 못할 정도로 제작 난이도가 높았다.

효과는 확실하니 대량 생산을 결심했다. 수천만 원의 개발 비용과 예상보다 긴 제작 기간을 투입한 끝에 드디어 세상의 빛을 보게 된 것이 코뚜러다. 모태 제품의 소재가 형상기억와이어와 옥이었는데

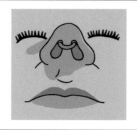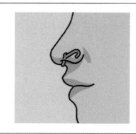

[그림 41] 비강확장기의 착용 모습 1

장기간 빼지 않고 사용할 때 금속 재료가 코 안쪽 피부에 상처를 줄 수 있다는 고객 피드백을 반영해 와이어 대신 의료용 실리콘을 적용했다. 여기 의료용 실리콘으로 바꾸게 된 결정적 계기를 제공한 고객의 사연이 있어 소개할까 한다.

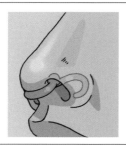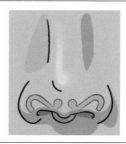

[그림 42] 비강확장기의 착용 모습 2

한 달 사용 후기,
이거 없을 땐 어떻게 살았을까요?

안녕하세요. 코클링 스페셜을 쓰는 사람입니다. 딱 한 달 정도 지난 거 같네요. 이젠 요령이 생겨서 착용이 한결 수월합니다. 사실 요령이랄 것까진 없고 길쭉한 부분을 안쪽으로 오므리고 넣은 다음 살짝 벌려서 코에 살짝 꽂은 다음 눌러주니 쉽게 들어가네요. 벗을 때도 밑으로 살짝 뺀 다음 길쭉한 부분을 오므리고 빼니까 별 통증 없이 빠집니다.

전 코막힘도 있고 코를 엄청 심하게 골았어요. 그래서 고민 끝에 돈 잊어버린 셈 치고 코클링 스페셜을 샀습니다. 코막힘이랑 코골이 있으신 분들 아마 다들 인터넷에서 좋다는 거 샀다가 돈 버렸던 경험 많지 않나요? 그래서 별 기대 없이 받아서 착용해 봤습니다. 처음 하루 이틀 정도는 딱히 효과를 잘 몰랐어요. 그냥 코가 뻥 뚫렸구나 하는 기분 정도였습니다. 그런데 주변에서는 코 고는 소리가 확 줄었다고 하더라고요.

그래서 코도 시원하고 하니 빼지 않고 3일을 연속으로 끼고 있었습니다. 3일째 날 빼는 순간 코가 확 닫히는 느낌이 들더군요. 내가 이렇게 숨 쉬기 불편했었나? 불과 며칠 전까지만 해도 일상적이었는데 한 번 경험하고 나니 이젠 없이는 안 되겠구나 싶었습니다. 다시 하고 싶은 마음은 굴뚝같았지만 3일 연속으로 했더니 코 안쪽이 살짝 까져서 아물 때까지 5일간 착용을 할 수가 없었습니다.

5일이 지나 코 안쪽이 다 아문 뒤에 다시 착용하니 5일을 어떻게 참았나 싶네요. 지금은 아쉽지만 상처 없이 오래오래 착용하고 싶어서 밤에만 하고 잡니다. 밤에 하면 코골이가 현저하게 줄어서 푹 자고 개운하게 아침을 맞을 수 있거든요. 코골이 소리는 예전엔 엄청 우렁찼는데 지금은 환풍기 돌아가는 소음 정도로 줄긴 했지만 완전히 없어지지는 않네요.

코걸이를 착용한 뒤로 이래서 '코로 숨 쉬는 것이 편하다'라는 것을 알게 됐습니다. 그전엔 사실 코로 숨 쉬는 게 어떤 건지 아예 감이 없었어요. 일반형이나 프리미엄 골드형은 안 해 봐서 모르겠지만 코클링 스페셜은 제가 써본 결과 코 안쪽까지 넓혀줘서 숨을 잘 쉴 수 있게 만들어줍니다. 코로 숨 쉬는 기쁨을 저처럼 코가 막힌 채 살았던 다른 분들도 꼭 느껴보시길 바랍니다.

04

나를 맞출 것인가?
나에게 맞출 것인가?

　베개는 의자 못지않게 장시간 사용한다. 내 몸에 맞지 않는 의자에서 오래 앉아 있으면 허리가 아프고 골반이 틀어진다. 목과 어깨까지도 영향이 있다. 중력 때문이다.

　반대로 맞지 않는 베개는 목과 어깨에 직접적인 영향을 주고 허리와 골반까지도 영향을 미친다. 자연은 균형이다. 균형이 잘 맞을 때 소통이 잘된다. 소통이 잘되어야 순환이 되고 조화가 이루어진다.

　정형외과 의사들은 현대인이 전반적으로 IT 증후군에 시달리고 있다고 본다. 장시간 컴퓨터를 보는 근무 환경과 휴대폰을 손에서 놓지 못하기 때문에 발생하는 허리 통증, 어깨 결림, 두통 등의 증상이 현저히 늘었기 때문이다. 게다가 지나친 냉난방은 혈류의 흐름을 방해하고 운동 부족으로 근력이 약화되어 골격을 제대로 받쳐주지 못한다. 게다가 한국인은 학생 때부터 습관이 되어온 '야자' 문화 때문인지 야근이 익숙하다. 퇴근 후에는 즐길 거리도 많다. 게임을 하느라 밤새는 게 놀라운 일도 아니다. 수면 부족과 피로를 유발하는 문화다. 이런 열악한 환경 속에서 잘 버티고 살아남으려면 잠을 잘 자야 한다. '잠'이야말로 보이지 않는 비밀 병기와 같은 경쟁력이다.

✕ 최적의 C-커브를 찾아주는 베개 ✕

나는 베개를 맞출 때 호흡을 느끼게 한다. 호흡과 목이 편안한 위치가 바로 균형이 맞는 높이이고 이 높이를 유지할 수 있게 베개를 맞춰주는 게 핵심이다.

특히 두 다리로 서서 걷는 인간은 6~8kg이나 되는 무거운 머리를 지탱하기 위해 경추, 척추, 요추가 내내 혹사당하다가 누웠을 때 비로소 쉴 수 있게 된다. 8kg의 짐을 몇 시간씩 들고 있다고 상상해 보자. 몇 시간은커녕 1시간도 버티기 힘들 것이다. 척추와 경추는 불평 한마디 하지 않고 그 일을 매일 16시간이 넘게 하고 있다.

숙면을 취하기 위해 암막커튼을 내리고 가볍고 뽀송뽀송한 이불과 적당한 쿠션감의 매트리스까지 만반의 준비를 갖추고 잠자리에 들었는데 뭔가 불편해서 베개를 두드려도 보고 뒤집어도 보고 했던 경험이 있을 것이다. 또 비싼 호텔에 투숙해서 최고급 깃털 베개를 베고 누웠는데 도무지 잠이 들지 않고 아침에 일어나니 목이 불편하고 잠을 잔 것 같지 않고 온몸이 찌뿌둥한 경험도 있다. 한마디로 말하면 베개가 맞지 않았기 때문이다. 베개가 맞지 않으면 균형이 깨지고 목과 어깨를 비롯한 근신경계에 긴장을 유발한다.

한 사람, 한 사람 베개를 맞춰주면서 베개의 중요성을 실감한다. 불과 몇 밀리미터 차이로 호흡이 편해지거나 불편해지기도 한다. 그러면서 고객들도 깜짝 놀란다. 약간의 높이가 달라지는 것만으로도 호흡과 목의 편안함이 달라질 수 있다는 것을 체험하면서 한마디 한다. "지금까지 나는 어떤 베개를 베고 살았다는 거지?"

사람은 환경에 적응하며 산다. 더 나은 경험을 못해봤기 때문에 알 수가 없다. 마치 코로 숨 쉬는 게 얼마나 좋은지를 이제야 알게 되었다는 경우와 별로 다를 게 없다.

편안한 뒤척임을 위해선 자신에게 맞는 베개를 사용해야 하지만 규격화된 기능성 베개나 일반 맞춤 베개는 목과 등, 어깨의 긴장을 풀어주지 못한다.

'뒤척임의 과학'이란 연구 분야가 있을 정도로 자면서 몸을 뒤척이는 것은 우리 몸의 건강을 유지하는 데 매우 중요한 행동으로 혈액과 림프액, 관절액의 순환을 촉진해 체온을 조절하고 신체 전반의 회복을 돕는다. 또한 우리는 자각하지 못하지만 누워서 자는 동안 하루 종일 중력 방향으로 받은 압력으로 뒤틀린 척추와 추간판, 근육을 원래 상태로 되돌리기 위해 스스로 몸을 뒤틀어 맞춘다. 그것이 뒤척임이다. 잠을 자는 동안 이 모든 자연 치료가 일어난다니 놀라운 인체의 신비가 아닐 수 없다.

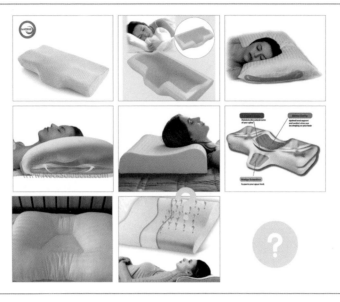

[사진 13] 베개의 종류는 많지만 나에게 딱 맞는 베개를 찾기는 어렵다.

그렇다면 편안한 뒤척임을 위해 어떤 베개를 사용해야 할까?

답을 먼저 말한다면 각자 자신에게 맞는 베개를 사용해야 한다는 것이다. 너무 무책임하게 들릴지도 모르겠다. 그러나 사실이 그렇다. 사람마다 체형이 다르기 때문에 맞는 베개도 다를 수밖에 없다. 그렇다면 시중에 쏟아져 나오는 기능성 베개나 맞춤 베개는 어떨까?

광고만 봐서는 대단한 제품 같아 보이지만 실제로 써보고는 실망하는 경우가 많다. 자신의 몸에 맞지 않기 때문이다. 기능성 베개의 가격대는 10만 원대 중후반부터 40만 원을 훌쩍 넘는 제품도 있다. 가격이 비싸다고 좋은 것은 아니다. 공장에서 규격화되어 생산되는 이러한 베개가 자신의 몸에 맞을 확률은 매우 희박하다. 전에 썼던 것보다는 좋을 수 있겠지만 딱 맞출 수는 없다. 고려해야 할 변수가 많기 때문이다. 규격화한 것은 제작 공정을 단순화하여 대량생산을 위한 편리성 때문이다.

그렇다면 일반 맞춤 베개는 어떨까? 고객 중에는 300만 원짜리 맞춤 베개를 쓰고 있다는 사람도 있었다. 전신을 스캔해서 베개를 맞췄다고 했다. 비싸긴 했지만 자신의 수면을 개선해줄 수만 있다면 투자할 만한 가치가 있다고 했다. 얼마나 베개 때문에 고생을 했으면 그랬을까 싶기도 했지만 3D 스캔을 해서 맞춘 베개가 과연 얼마나 잘 맞을지도 궁금했다. 왜냐면 서 있을 때와 누웠을 때의 골격 상태는 전혀 달라지기 때문이다. 그리고 베개는 바닥의 상태에 따라 영향을 받을 수밖에 없다. 딱딱한 돌침대 바닥과 푹신한 라텍스 매트는 전혀 다른 환경이다.

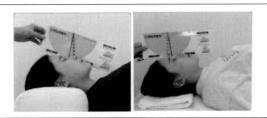

[사진 14] 베개는 목과 숨을 좌우한다. '높이'의 차이로.

나의 생각은 아주 단순하다. 호흡과 목과 어깨가 편안해지는 높이와 위치를 몸으로 경험해 보는 것이 중요하고 그 경험을 토대로 어느 환경에서든지 그 느낌을 찾아 높이를 맞춘다면 베개 때문에 고생하는 일은 없을 것이다. 베개는 목과 숨을 좌우한다. 목과 숨은 수면을 좌우한다. 결국 베개는 수면을 좌우할 수 있는 무척 중요한 도구다. 잘못된 베개로 인해 발생하는 수많은 목과 어깨의 문제, 수면의 문제를 생각해 보면 베개는 단순한 침구용품이 아니다.

※ 나에게 맞는 '절대 베개'를 찾는 방법 ※

좋은 베개는 설정한 높이를 적절한 탄성을 가지면서 유지해 주고 통풍이 잘되고 스스로 편하게 높이 조절이 가능해야 한다.

절대 반지를 찾아 원정을 떠난 반지의 제왕의 호빗들처럼 이제 나에게 맞는 진짜 맞춤 베개를 찾기 위한 베개 원정을 떠나보자.

절대 반지보다 소중한 절대 베개의 첫 번째 조건은 내 체격에 딱 맞는 높이다. 반듯이 누웠을 때 목의 기울기와 옆으로 누웠을 때 목의 기울기를 측정해 양쪽의 허용 범위가 겹치는 높이가 내게 맞는 높이다. 반듯이 누웠을 때 이상적인 목의 기울기는 보통 10도로 경추에서 목신경이 뻗어나가는 추간공이 가장 크게 벌어지는 각도이기 때문이다. 추간공이 넓어지면 기혈순환이 좋아진다.

하지만 높이가 더욱 중요한 이유는 따로 있다. 바로 호흡과 연관성이 크기 때문이다. 고객들의 베개를 맞춰줄 때 머리 위치를 다양한 높이로 유도하여 목과 호흡의 편안한 정도를 느껴보게 한다. 대부분의 사람들은 편안한 지점이 있다고 말한다.

당연히 목과 머리의 형태와 어깨 등의 조건에 따라 높이가 달라진다. 몇 밀리미터 차이로 그 느낌은 확 달라진다. 평균적인 높이로 최적화될 수 없는 이유다.

그렇다면 나에게 맞는 베개를 찾으러 시장을 돌아다니는 것이 맞을까? 아니면 내게 맞는 높이로 맞추는 것이 나을까? 쉽게 말하면 옷에 몸을 맞추느냐, 몸에 옷을 맞추느냐다. 당연히 몸에 옷을 맞춰야 한다. 그런데 문제는 같은 사람이라도 그날그날의 컨디션과 체중의 변화 등에 따라 편안한 높이가 미세하게 차이가 난다는 데 있다. 어제는 딱 좋은 높이였는데 오늘은 약간 불편할 수 있다. 이럴 땐 어떻게 해야 할까? 그래서 미세한 높이 조절이 가능한 베개를 선택하는 것이 좋다.

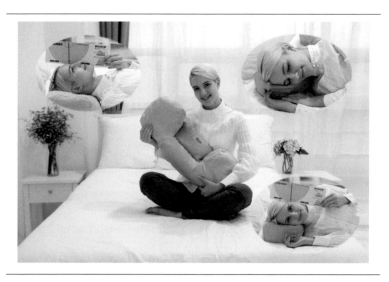

[사진 15] 어느 자세에서도 목과 숨이 편안한 높이를 맞출 수 있는 베개를 선택하는 것이 좋다.

이렇게 자신에게 맞게 베개를 조정하면 신기하게도 허리 통증, 어깨 결림, 두통 등의 증상이 완화된다. 마술이 아니라 과학이다. 베개의 높이가 정확히 맞아 추간공이 적절하게 벌어지면 눌렸던 신경이 돌아오고 좁아졌던 림프관과 혈관이 확장된다. 혈액순환이 개선되고 면역세포가 원활하게 돌며 손상된 세포를 회복시키고 피로물질을 없애준다. 통증이 사라지고 피로가 풀릴 수밖에 없다.

높이 하나 맞춘다고 정말 그렇게 달라질까 싶지만 사람에게 맞는 베개의 높이 차이는 겨우 몇 밀리미터가 되지 않는다. 그런 미세한 차이를 찾아 맞춰주었을 때 비로소 숙면의 도구인 베개 본연의 임무를 마음껏 수행할 수 있게 되는 것이다. '작은 차이가 명품을 만든다'는 광고 카피가 있다. 베개에 딱 적합한 표현이 아닐 수 없다. 아주 작은 높이의 차이, 세밀함의 차이가 어깨결림과 두통, 손발 저림, 허리 통증을 개선시킨다.

목을 지탱해서 척추 전체에 영향을 미치는 베개는 신발보다 더 정교하게 맞춰야 한다. 신발은 활동하면서 불편한 정도를 느끼고 벗어버릴 수 있지만 베개는 잠이 들면 인지할 수 없기 때문에 더욱 신경써서 맞춰주는 것이 좋다.

베개를 선택하기 위해서 어떤 게 중요할까? 비싸고 싼 문제가 아니다. 소재의 차이도 아니다. 아주 작은 차이로 베개는 독이 되기도 하고 약이 되기도 한다. 바로 높이다.

턱과 혀가 가장 큰
문제의 원인이다

자동차가 진화해 왔듯이 구강삽입형 기도확장기도 계속 진화하고 있다.

코골이 치료법으로 가장 많이 알려진 방법은 기도 확장 수술이다. 수술은 주로 코와 목구멍 주변의 조직들의 일부를 제거하는 절제술과 고주파 등을 이용하여 혀 뒷뿌리나 연구개를 수축시켜 주는 방법이 사용된다. 비용이나 고통에 비해 효과가 미미하거나 부작용 그리고 재발률이 높아 선호하는 방법은 아니다. 그래서 기계나 기구를 이용하여 기도를 확장하는 방법을 선호한다.

비수술적 방법으로 의학계의 검증을 거친 것은 양압식 인공호흡기와 구강형 기도확장 기구이다. 이들 제품을 판매하기 위해서는 안전성과 효능 효과를 입증하고 의료기기 허가를 받아야 한다.

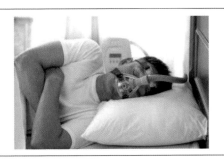

[사진 16] 양압식 인공호흡기를 착용한 모습

양압식 인공호흡기, 일명 '양압기(CPAP)'는 모터를 이용하여 공기를 압축하고 호스와 마스크를 통해 코로 불어넣어 인공적으로 호흡을 하게 한다. 최근 건강보험이 적용되면서 관심이 높아졌고 실제로 중증 수면무호흡증 진단을 받으면 많이 처방되기도 한다.

하지만 매일 밤 마스크를 쓰고 자야 한다는 부담감이 크고 기계호흡에 적응하는 과정에서 적응률이 높지 않다. 게다가 기계 관리와 호스나 마스크 등의 소모품 사용과 관리가 번거롭고 손이 많이 간다. 뿐만 아니라 장기 사용 시 기계식 인공호흡으로 인한 여러 부작용도 계속 보고되고 있으며 드물게는 호흡곤란을 일으켜 응급실에 실려가는 경우도 있다. 기계 호흡과 인체의 날숨이 충돌하면서 기계 호흡을 이겨내지 못해 호흡곤란에 빠지는 것이다. 보통 근육이 약한 노인이나 여성에게 주로 발생한다.

그래서 코골이와 수면무호흡증을 개선하는 비수술적 방법으로 구강에 착용하는 구강형 기도확장기가 주목받고 있다. 일명 구강 장치라고 불리기도 하는 구강형 기도확장기는 의학적으로 그 효과가 충분히 입증되었다. 원리는 아래턱을 앞으로 당겨 기도가 협착되지 않게 유지해 준다.

사람마다 기도 협착의 정도가 다르고 원인이 다르기 때문에 아래턱의 전진 정도를 어떻게 설정하느냐가 효과를 좌우한다. 또한 입 안에 착용하는 제품이므로 이물감이 커서 중요할 수밖에 없는데, 효과가 아무리 좋아도 이물감 때문에 사용할 수 없다면 소용없기 때문이다. 그 효과를 입증받은 현재의 구강형 기도확장기에 이르기까지 구강 장치가 어떤 변천사를 거쳐왔는지 끊임없는 도전과 개발로 이어진 발전의 역사를 빠른 속도로 훑어보기로 하자.

╳ 구강형 기도확장기의 진화 ╳

자동차의 원리는 초창기나 지금이나 같다. 차이는 안전성과 편리성 그리고 승차감이다. 구강형 기도확장기도 마찬가지다. 원리는 같지만 처음보다 안전하고 편리하며 편안하게 발전했다.

1930년대 아래턱을 앞으로 당겨주면 기도가 열린다는 단순한 원리를 바탕으로 수면 중에 착용하여 호흡을 개선해 주는 장치가 선보였다. 초창기 자동차와 현재의 자동차의 기본 원리는 바뀌지 않았다. 그러나 초창기 자동차는 사고도 많고 고장도 잦고 게다가 빠르지도 않았다. 세월을 거치면서 자동차 기술은 엄청난 발전을 거듭했다. 어느 제품이든 초창기 제품에는 문제가 많은 법이다. 턱의 위치를 교정하는 턱 교정기를 응용하여 만든 구강형 기도확장기 역시 그랬다.

부정교합을 치료하기 위해 사용하는 교정기는 당연히 불편하고 통증을 유발한다. 그럼에도 불구하고 교정을 위해 사용할 수밖에 없다. 초창기 구강형 기도확장기 역시 턱과 치아가 아프고 불편해서 사용하기 힘든 경우가 많았다. 사용자보다는 제작자 입장에서 접근했기 때문이다. 불편해도 아파도 참고 쓰는 게 당연했다. 그러다 보니 여러 부작용이 생겼고 환자는 사용을 기피하는 사태가 발생했다.

사실 입 안에 무엇인가를 물고 잔다는 것은 당연히 편안하지 않다. 그러나 그 불편함을 최소화하여 수면을 방해하지 않아야 한다. 나는 구강형 기도확장기의 진화 과정을 다음과 같은 세대로 구분한다.

(1) 1세대 구강형 기도확장기

1세대는 고정식 장치이다. 아래턱을 내민 상태로 상악과 하악을 고정하여 아래턱을 잡아주는 것이다. 지금도 쓰는 병원도 있다. 저렴한 마우스피스로 1세대다.

사용자는 불편하고 부작용 가능성이 많은 이런 1세대 장치가 지금까지도 쓰이고 있는 것은 공급자 입장에서 보면 만들기 쉽기 때문이다. 그리고 비용이 적게 든다. 사용자 입장에서는 상대적으로 싸다고 생각한다. 그러나 알고 보면 싼 것도 아니라는 것을 나중에야 깨닫는다. 조절기가 없으니 조금만 위치를 수정하려 해도 그때마다 새로 만들어야 한다. 2중 3중으로 비용이 들어간다. 이러한 문제를 해결하기 위해 조절기가 부착된 2세대 장치가 개발된다. 교정기에 들

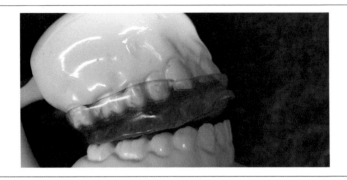

[사진 17] 1세대 구강형 기도확장기

어가는 조절 스크류를 사용한 것이다.

　시중에서 판매되고 있는 구강형 기도확장기는 크게 의료기기 허가를 받은 제품과 허가 없이 제작하는 제품으로 나뉜다. 그리고 의료기기 허가를 받은 제품은 다시 전문 회사에서 제작하는 완전 맞춤형 의료기기와 허가받은 기성품을 개인이 성형해서 사용하는 제품으로 나뉜다.

　개인 성형 제품은 주로 온라인 쇼핑몰이나 TV 홈쇼핑에서 판매된다. 이들 제품은 개인의 능력에 따라 성형의 결과에 큰 차이가 있고, 개인이 아무리 능력이 있어도 결국 기성 제품의 한계를 극복하기 어렵다.

　이런 고정형 제품은 턱을 움직일 수 없다는 불편함과 입을 벌리면 아래턱이 분리되어 효과가 떨어지는 게 가장 큰 문제다. 게다가 한 번 고정되면 아래턱의 위치 수정을 할 수 없다. 이는 턱관절의 위치가 잘못되었을 경우 심각한 문제를 초래할 수 있다. 잘못 잡은 위치로 장기간 사용할 경우 턱관절 질환을 유발할 수 있을 뿐 아니라 치아 교합이 맞지 않게 되는 부작용이 발생한다. 과거 발표된 논문에서 구강 장치에 대한 지적은 대부분 고정형 장치가 가진 한계점과 부작용에 대한 것이다.

소비자가 올바른 정보를 가지고 있지 않으면 여전히 위와 같은 기성품을 구매하게 되고, 착용 후 심각한 불편을 호소하다가 구강 장치 자체에 대한 거부감을 가지게 된다.

(2) 2세대 구강형 기도확장기

2세대 장치는 상악과 하악을 조절 스크류로 연결하여 아래턱의 위치를 움직일 수 있게 고안되었다. 그러나 역시 교정장치 개념에서 접근하다 보니 사용자의 불편함은 계속되었다.

사람마다 기도가 협착되는 정도와 원인이 다르다. 따라서 기도를 유지하기 위해 아래턱을 전진하는 정도도 다를 수밖에 없다. 정확한 위치를 찾는 기술이 핵심이다. 한 번에 찾기는 매우 어렵기 때문에 미세 조절기를 부착한 조절형 제품의 필요성이 대두되었다.

구강 장치는 턱관절을 움직이는 것이므로 턱관절과의 상관성이 매우 높다. 0.1㎜ 차이로 불편하기도 하며 안정을 찾기도 한다. 상하 좌우의 균형이 맞지 않은 상태로 장기간 사용할 경우 원치 않은 턱관절의 문제를 가져올 수 있다. 그래서 경험 많고 숙달된 전문가의 개입이 필요하다.

1세대와 2세대 장치가 단순 코골이와 경증 무호흡증 정도에 사용되었던 이유는 턱관절에 대한 조절이 어려웠기 때문이다. 그리고 구강 안에서 가장 큰 구조물인 혀의 공간을 침범하는 것도 문제였다. 환자가 보다 적응하기 쉽도록 미세하게 턱관절을 조절하는 것과 혀가 느끼는 이물감 해결이란 이중의 숙제를 안게 되었다.

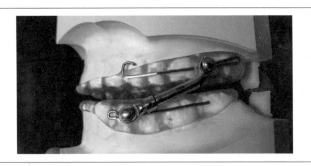

[사진 18] 2세대 구강형 기도확장기

(3) 3세대 구강형 기도확장기

3세대 장치는 턱관절의 문제를 획기적으로 해결했다. 3세대 장치는 기존 구강 장치의 한계를 극복한 제품으로 평가받고 있다. 중증 무호흡증 환자에서도 드라마틱한 개선 효과가 입증된 것도 이 때문이다.

3세대는 턱관절의 상태에 따라 아래턱의 위치를 조절하여 최상의 효과를 볼 수 있는 위치까지 도달하는 방법으로 발전하였다. 조절하는 방법이 매우 간단하여 사용자 스스로 조절이 가능하다. 자신의 코골이 소리를 녹음하여 들어보고 턱관절의 상태를 체크하면서 스스로 조절하는 셀프케어가 가능해진 것이다.

그리고 3세대는 혀가 느끼는 이물감을 줄이기 위해 구강 안에 부착된 조절기를 혀의 간섭을 피하여 밖으로 위치시켰다. 혀가 조절기로부터 벗어나면서 착용감은 기존 장치와 비교할 수 없을 정도로 향상되었다.

문제는 장치 자체가 가지는 태생적인 한계였다. 아래턱이 전방으로 위치하면서 원래의 위치로 돌아가려는 힘이 상악의 앞니에 가해지는 것이다. 기본적으로 지금까지 모든 구강 장치는 되도록 모든 치아를 감싸서 치아를 고정해왔다. 이런 원리로 인해 상악의 앞니는 상당한 힘을 받게 되고 그 힘을 피하기 위해 장치가 치아에 직접 접촉하지 않도록 띄워놓는 경우가 많았다. 이런 디자인은 입술이 다물어지지 않는 문제를 유발하고 편안한 착용감을 방해하는 요인이 되었다.

3세대 장치 중 가장 최신 버전은 장치가 앞니를 덮는 것을 제거해 입술의 부담을 최소화한 디자인이다. 그러나 장치의 기본 형태 자체가 구강 안의 혀의 공간을 침범하고 있는 것은 어쩔 수 없었다. 그래서 혀의 공간까지도 고려한 그야말로 사용자 관점의 4세대 장치가 출연하게 된다.

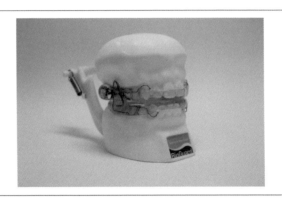

[사진 19] 3세대 구강형 기도확장기

⑷ 4세대 구강형 기도확장기

4세대는 구강 장치에 적응할 때 가장 큰 부담으로 작용했던 마지막 숙제, 이물감을 가장 민감하게 느끼는 혀가 위치할 공간을 확보해 냈다. 이는 착용감과 더불어 효과에까지 영향을 미쳤으며, 4세대 장치는 '혀의 공간을 최대한 확보할 수 있는 구강 삽입형 기도확장 유지 장치'로 실용신안 특허를 출원했다.

4세대를 사용 중인 40대의 김경민 씨는 "10년 전쯤 서울대병원에서 바이오를 처방받아 사용하다가 수명이 다 된 것 같아 새로 맞추었다. 확실히 예전 장치보다 이물감도 줄어들고 가벼워서 착용감이 좋아졌다는 것을 느낀다. 혀가 자유로워 효과도 더 좋은 것 같다"고 4세대의 사용 소감을 말했다.

4세대 장치는 기존의 장치와는 달리 사용자와의 적극적인 소통에 의해 개발된 장치다. 혀가 차지할 수 있는 공간을 최대한으로 확보한 디자인으로, 10여 년간 수만 명에 달하는 다양한 사용자들의 불편사항을 모니터링한 뒤 가장 큰 요구사항이었던 착용감을 극대화시키는 데 주력했다. 김경민 씨처럼 3세대 장치를 사용했던 고객들이 4세대를 착용한 후 보인 반응을 보면 4세대 장치가 얼마나 착용감 측면에서 개선되었는지 알 수 있다. 뿐만 아니라 4세대 장치는 형상기억와이어를 적용하여 3세대 장치가 가지고 있던 혀가 위치하는 공간에 관한 디테일을 획기적으로 해결했다. 또 하나는 입 벌림 방지기능이다. 입이 벌어지면 불편감을 가중시켜 입을 다물게 유도한다.

하지만 제품이 아무리 진화해도 누가 어떻게 쓰는지에 따라 결과는 달라진다. 특히 맞춤형 장치는 더욱 그렇다. 하다못해 라면 하나를 끓여도 누가 어떻게 끓이느냐에 따라 맛이 천차만별이다. 라면은 물과 온도 시간만 맞추면 기본은 할 수 있다. 하지만 사람에 적용하는, 특히 구강에 적용하는 구강 장치는 28개의 치아와 더불어 상악과 하악의 구강 형태와 근골격계의 다양한 변수들을 고려하여 제작된다. 복잡하고 변수가 많다 보니 매뉴얼화된 공식이 있을 수 없다. 그야말로 경험이 가장 큰 자산이다. 그 자산은 단기간에 쌓이지 않는다.

⁣✕⁣ 4세대 구강형 기도확장기, 누구에게 적합할까? ✕

구강형 기도확장기는 효율성이나 편의성 측면에 있어 매우 우수한 치료법임이 입증되었다. 양압식 기도확장기 적응에 실패한 환자,

수술을 원하지 않는 환자들에게 더욱 적합하지만 적응될 때까지 이물감을 느낄 수 있으며 치아와 턱 상태에 따라 사용 가능 여부에 개인차가 있다.

그렇다면 4세대에 이르기까지 발전을 거듭해온 구강형 기도확장기는 어떤 사람들에게 더 적합할까?

수면무호흡증과 같은 수면장애는 생활습관 개선이 필수적이다. 그러나 체중 조절이나 행동 조절로 개선되지 않는 코골이 또는 수면무호흡증 환자, 양압식 기도확장기를 사용할 수 없거나 적응에 실패한 환자, 수술을 원하지 않는 환자들에게는 구강형 기도확장기를 권한다.

구강형 기도확장기는 양압식 인공호흡기와 마찬가지로 자는 동안 좁아지거나 막힌 기도를 넓혀주는 장치다. 차이점은 양압기가 공기의 압력을 이용해 강제적인 호흡을 시키는 반면, 구강형은 아래턱을 앞으로 전진시켜 기도를 유지하게 하여 자연스러운 호흡을 유도하는 방식이다. 수술은 부작용이 발생하거나 수술에 실패해도 돌이킬 수 없지만 기도확장기는 그런 위험을 감수할 필요가 없다.

그래서 미국 내과학회에서는 외과적 수술보다 기도확장기를 통한 비수술 치료를 우선적으로 실시할 것을 권고한다.

구강형 기도확장기의 가장 큰 장점은 장착이 편안하고 사용이 편리하다는 점이다. 또한 크기가 작아 휴대가 용이하고 세척과 관리가 간단해 여행이나 출장이 잦은 환자에게도 적합하다.

구강형 기도확장기는 가장 흔하게 폐쇄가 발생하는 혀와 연구개

뒤의 기도를 넓혀주어, 자는 동안 공기의 흐름이 끊어지는 것을 예방한다. 최근 연구를 통하여 단순히 기도를 넓히는 작용뿐만 아니라 구강 내에서 스스로 기도를 확보할 수 있도록 근육을 단련시키는 역할도 한다는 것이 증명되고 있다. 체중을 줄이고 생활습관 개선을 병행한다면 코골이와 수면무호흡증 자체가 완치될 가능성도 엿볼 수 있는 희망적인 뉴스가 아닐 수 없다.

이렇게 많은 장점을 가진 구강형 기도확장기의 단점이 있다. 잠자는 동안 구강에 장착하는 것으로 적응할 때까지 이물감이 있을 수 있으며, 치아나 턱의 상태에 따라 착용이 불가능할 수도 있다는 점이다. 개인차가 존재하고 구강형 기도확장기를 제조하는 업체의 기술력과 노하우에 따라 착용감의 편차가 커서 적응에 직접적인 영향을 준다는 점도 있다.

사람의 구강 구조와 치열이 모두 다르기 때문에 아래턱을 전진시키는 구강형 기도확장기는 완벽하게 개인맞춤형으로 제작되어야 한다. 특히 우리 몸에서 가장 민감한 기관 중 하나인 혀가 직접 닿기 때문에 혀의 공간을 최대한으로 확보해 주어 이물감을 최소화하고 치아에는 구속력을 갖지 않고 아래턱을 전진시키는 것으로 아주 세밀한 조정이 가능해야 한다.

장치가 불편하여 지속적으로 착용하지 못해 치료에 실패하는 경우가 적지 않다. 때문에 구강형 기도확장기 치료의 성공과 실패를 가르는 가장 중요한 요소는 편안함이다. 교정장치와 달리 숙면을 방해해서는 안 된다. 수면무호흡증을 개선하려는 가장 큰 이유가 바로 숙면을 취하기 위해서가 아닌가.

∷ 구강형 기도확장기의 효과 ∷

수면무호흡증이 우리 몸에 미치는 악영향에 관하여서는 이미 많은 연구를 통하여 자세히 밝혀져 있고 그 심각성은 앞에서 이미 자세히 살펴봤다. 그렇다면 구강형 기도확장기를 사용하면 이러한 수면무호흡증의 부작용을 얼마나 줄일 수 있을까?

구체적인 수치로 살펴보면, 고혈압을 앓고 있는 67명의 환자를 대상으로 4주간 구강형 기도확장기를 사용하게 한 결과 수축기와 이완기 혈압이 약 3.5㎜Hg 감소하는 것으로 나타났다. 또한 동일한 조건에서 양압식 기도확장기와 구강형 기도확장기를 사용하게 한 결과 양압식은 혈압 감소 효과를 뚜렷하게 보이지 않은 반면 구강형 기도확장기는 야간 이완기 혈압을 현저히 감소시켰다.

즉, 코골이나 수면무호흡증 환자가 구강형 기도확장기를 사용할 경우 심혈관계 질환을 실질적으로 개선시킬 수 있다는 사실이 입증된 것이다.

지금까지 기도 확보를 위한 몇 가지 방법과 어떤 기제로 작동하는지, 그중에 특히 구강형 기도확장기가 어떤 변천사를 거쳐 지금에 이르렀으며 장단점은 무엇이고 어떤 사람에게 어떤 효과를 주는지 일목요연하게 짚어봤다.

다음 장에서는 마지막으로 구강형 기도확장기를 사용한 코골이, 수면무호흡증 환자들의 체험 사례를 통해 코골이와 수면무호흡증 개선은 물론 수면 호흡장애가 유발하는 심각한 질환들이 개선되는 과정을 확인하도록 하자.

잠, 독약에서
보약으로

신생아가 태어나면 그저 잘 먹고 잘 자면 된다. 하루에 18시간 이상을 잠을 자는데, 성인이 되면 필요한 수면 시간은 줄어들지만 잠이 주는 기본적인 효과는 바뀌지 않는다. 인간은 잘 먹고 잘 자면 대체로 건강하다. 잘 먹는 것에 우리가 얼마나 골몰해 있는지 각종 미디어에 넘치는 '먹방'과 맛집 소개를 보면 알 수 있다.

그러면 우리는 먹는 것만큼 잘 자는 것에 대해 관심을 가질까? 코골이와 수면무호흡증으로 깊은 잠을 자지 못하는 사람은 잠의 소중함을 절감한다. 여기 코골이와 수면무호흡증의 고통에서 벗어나 건강한 잠을 되찾은 사람들의 생생한 이야기가 있다. 코골이로 고민하는 사람이라면 이들의 경험담이 곧 나의 성공담이 될 수 있다.

다음 체험담들은 과거 회사 홈페이지에 고객들이 직접 올린 후기다. 개인정보 보호를 위해 작성자를 공개하지 않으며 문맥에 맞게 맞춤법은 일부 수정하였다. 일반인의 솔직한 후기라 어법에 맞지 않을 수 있지만 원문에 충실하기 위해 수정은 최소화했다.

10년 넘는 각방은 이제 끝!

코골이가 심해 각방을 쓰게 된 지 근 10년이 되어가는 쉰이 다 된 중년 남자입니다. 코 고는 소리가 어찌나 큰지 옆집에서까지 알 정도인데 얼마 전 TV를 보다가 코골이는 그냥 두면 안 되는 심각한 질병이란 사실을 알게 되었습니다.

자고 일어나면 몸이 무겁고, 두통도 심한 데다 오전 내내 피곤해서 꼭 잠이 안 깬 사람 같았는데 그게 코골이 때문일 수 있다는 거였습니다. 몇 년 전부터 혈압이 높아져서 걱정이었는데 그것도 코골이와 관계가 있다고 하니 더욱 걱정스럽더군요.

무호흡도 있고 자다가 가슴이 답답해서 깨는 경우가 있습니다. 아이들도 제가 자다가 숨을 안 쉬는 때가 있다는 말을 해서 내심 걱정이 됐습니다. 검사를 받아보려고 인터넷 검색을 해 보니 수면센터가 여러 군데인데 검사비만 70~80만 원이 들어가고 치료비도 만만치 않았습니다. 최소 250만 원에서 400만 원은 들겠더군요.

이상한 것은 내가 코골이와 무호흡이 있는 걸 알고 있는데 굳이 수면다원검사라는 걸 해야 한다는 점이었습니다. 우선 회사 근처의 이비인후과에서 엑스레이도 찍고, 코 내부 검사도 하고 목둘레 측정을 한 후 검사기를 빌려와서 집에서 잠자면서 검사를 했습니다. 해 보니 간단하게 측정할 수 있는데 수면다원검사 비용은 너무 비싼 것 같습니다.

다음 날 병원에서 검사 결과를 보니 좀 놀라웠습니다. 시간당 무호흡 횟수가 38번이나 되고 밤새 200번도 넘게 무호흡이었다는 겁니다. 산소포화도 수치도 엄청 낮게 나왔고, 몸이 이상하긴 했지만 설마 그 정도일 줄은 몰랐습니다. 이비인후과에서 상당히 중증이라 빠른 치료가 필요하다며 수술보다는 바이오 치료가 좋다고 권하시더군요. 수술을 해도 큰 효과를 보기 어렵겠다고요. 매일 밤마다 끼고 자려면 불편하지 않을까 걱정하자 이비인후과 원장이 '자기도 쓰고 있다'며 생각보다 괜찮다는 겁니다.

일단 생각해 보겠다고 고민하다 한 달이 지났지요. 그러는 동안 몸은 더 피곤하고 낮에 졸고 일처리가 더뎌서 회사에 눈치가 보이기 시작했습니다. 만사가 귀찮다고 해야 할까요? 그러다 보약 먹을 때 계산해 보니 하루에 만 원 정도 들어간다는 계산을 했던 생각이 났지요. 바이오는 계산해 보니 하루 천 원꼴이더라구요. 하루에 천 원 정도면 해 볼 만한 생각으로 제작을 의뢰했습니다.

바이오를 처음 끼고 자는데 생각보다 불편하지 않아서 좋았습니다. 착용한 첫날 아침, 머리가 개운하고 몸이 가볍다는 것이 느껴지더군요. 구강형 기도확장기가 얼마나 효과가 있는지 알아보려고 오랜만에 동침한 아내도 시끄러운지 몰랐다며 신기해하고요.

턱은 좀 뻐근했지만 스트레칭을 해주니 금세 풀리더군요. 이렇게 사용한 지 이제 한 달이 되어갑니다. 몸도 가볍고, 낮에 졸리는 거도 없어져서 업무 효율성이 훨씬 좋아져서 자신감이 생겼습니다. 그리고 술을 먹으면 다음 날 아예 맥을 못 췄었는데 바이오를 사용하면서

부터 숙취가 훨씬 줄었어요. 제가 이렇게 긴 글을 쓰는 이유는 돈 때문에 또는 귀찮아서 등 여러 이유로 코골이 치료를 미루는 사람을 위해서입니다. 요즘 확실히 사람이 달라졌다는 소리를 많이 듣고 있답니다. 몸이 좋아지면서 운동도 시작했고 삶에 많은 변화가 생겼습니다. 코를 골지 않으니 아내와 다시 동침하게 된 것도 삶의 활력을 되찾은 데 크게 한몫한 것 같습니다. 출장 갈 때 아내는 동행하지 못하지만 바이오는 꼭 챙겨갑니다.

사례 ❷ 신혼이 돌아왔다!

잠자는 게 이렇게 좋은 건지 이제야 느끼게 되었습니다.

결혼 전 코골이와 수면무호흡증에 관해서 정말 무지했습니다. 코골이나 수면무호흡증이 나에게 있는지도 몰랐죠. 일이 피곤하니, 술을 먹어서, 잠을 많이 못 자서겠지……, 하면서 숱한 세월 동안 생명을 갉아먹고 있었던 겁니다.

코골이 때문에 행복해야 할 신혼생활이 정말 지옥 같았습니다. 각방을 써야 하는 건 기본이고 온갖 구박과 핍박을 받으면서 생활하게 되었습니다. 그러던 어느 날 낮잠을 자는데 아내가 놀래서 절 깨우더군요.

사색이 된 얼굴을 보고 무슨 일이 있냐고 물으니, 내가 잠을 자면서 숨을 쉬지 않아 죽은 줄 알았다고 합니다. 농담 조금 보태서 한 3분 가까이 숨을 안 쉬었던 모양입니다. 헉! 머릿속에 온갖 생각들이 스치더군요. 부모님, 아내와 아이들 등등. 그날부터 인터넷을 뒤지기 시작했습니다.

수면무호흡증! 이게 그렇게까지 심각한 질병인 줄 모르고 있었습니다. 고혈압, 당뇨, 뇌졸중, 심장병 등의 합병증이 생길 수 있고, 그로 인해 사망할 수 있다고 하니 또 한 번 덜컥 하더라고요. 다시 인터넷을 찾다가 코골이 수면무호흡증이 꼭 수술만 해야 하는 건 아니란 걸 알았습니다. 사실 수술이 무서워서 계속 망설이고 있었거든요.

구강형 기도확장기와 양압식 기도확장기에 대한 내용을 습득할 수 있었고, 고민하고 비교한 끝에 구강형 기도확장기로 결심했습니다.

상담을 받고 치아 본을 뜨는 작업을 거치고 모든 과정이 끝나니 집으로 향하는 발걸음이 가볍기까지 했습니다.

3개월이 지난 지금 저보다 가족들이 더 좋아합니다.

첫째, 아침의 상쾌함을 거의 매일 느끼게 되었고

둘째, 아내와 다시 신혼으로 돌아갔고

셋째, 여행을 해도 부담이 없고

넷째, 일하는 데 즐거움을 느끼고

다섯째, 꿀잠을 잘 수 있어 좋습니다.

지금 제 2의 인생을 사는 것 같아 정말 행복합니다.

사례 ③ 혈압이 정상으로 돌아왔습니다

저는 택시기사입니다. 전부터 가벼운 코골이와 잠꼬대를 하곤 했는데 지난 6월경부터 밤에 충분히 자고 일어나도 계속 하품을 하는 상황이 반복되더군요. 그러다 보니 운전 중 에어컨만 틀어도 잠이 쏟아져서 일을 제대로 하기 힘들었습니다.

그러다 우연히 TV 방송을 보다 제 수면에 문제가 있는 걸 알게 되어 수면다원검사를 통해 수면무호흡증이 있다는 것을 알았습니다. 다행히 증상은 경증으로 치료 방법에는 3가지가 있었습니다.

(1) 수술(완치율 30% 미만, 재발 가능, 의사가 권하지 않음)

(2) 양압식 기도확장기(이건 중증환자한테 권하는 듯)

(3) 구강형 기도확장기-바이오(경증환자에게 권하는 듯)

그래서 구강형 기도확장기를 선택해 치료를 받기로 했습니다. 입안에 뭘 물고 잔다는 게 어색했지만 하루하루가 다르게 수면장애가 없어지는 걸 몸으로 느끼고 보니, 지금은 매일 착용하고 자는데 바이오를 착용하고 자고 난 다음 날은 혈압도 신기하게 정상으로 돌아오고 낮에도 하품이 나지 않고 에어컨을 틀어도 졸리지 않으니 운전하는 게 신이 납니다.

저와 비슷한 증상에 시달리시는 분께 적극 권합니다. 역시 잠은 보약이 맞네요. 잠을 잘 자야 하루 일을 활기차게 시작할 수 있습니다.

특히 택시든 버스든 트럭이든 핸들을 자주 잡는 분들께 적극 권합니다. 깜박 졸음 운전하다가 대형 사고를 일으키면 아차 하는 순간 이미 인생을 돌이킬 수 없습니다.

사례 ④ 부정맥, 고혈압인데 혈압이 안정되었습니다

저는 40대 중반부터 코를 곤다는 소리를 들었고 50이 넘어 살이 찌기 시작하며 깊은 잠을 잘 수가 없고, 자다가 자주 깨고 악몽을 꾸는 날이 많았습니다. 거기에 부정맥, 고혈압, 신장질환까지 겹쳐 몸이 무척 힘들었지요. 낮에는 맥을 못 출 정도로 졸음과 싸워야 했습니다. 여기저기 병원을 다니며 각종 검사를 해 봐도 원인을 찾지 못하다가 잠을 못자는 것 때문에 수면다원검사를 받는데 코골이, 수면무호흡증이라는 수면장애가 있다는 진단을 받았습니다.

양압기를 처방받았으나 오히려 더 답답하여 사용할 수 없어서 구강형 기도확장기를 맞추게 되었습니다. 공기를 불어넣는 양압기에 비하면 사용하는 데 불편함도 없고 간편하여 잘 쓰고 있습니다.

지금은 밤에 깨지도 않고 가슴 답답한 것도 거의 없고 혈압도 많이 안정되었으며 전체적으로 몸이 가볍고 편안해졌다는 것을 느끼고 있습니다.

사례 ⑤ 졸음운전으로 사고 날 뻔한 트럭 운전기사입니다

저는 컨테이너 트럭 기사입니다. 인천을 기점으로 전국에 컨테이너를 전달해 주는 일을 한 지 벌써 20년이 다 되어가네요.

초창기에는 웬만한 월급쟁이 부럽지 않았었는데 요즘은 정말 경기가 어렵습니다. 일도 없을뿐더러 워낙 단가가 낮고, 기름 값이 비싼 통 남는 게 없습니다. 그래서 기름 값을 한 푼이라도 줄이기 위해 차가 뜸한 밤 시간에 주로 다니고 경제속도를 유지하기 위해 애를 씁니다. 장거리를 주로 뛰고, 물건을 기다리느라 객지에서 잠을 자는 경우가 많아 잠이 부족한 경우가 많다 보니 졸음이 가장 큰 문제입니다.

하역장에는 휴게실이 있고 지역마다 잠시 쉬어갈 수 있는 시설도 있습니다. 그런데 저는 코골이가 심해서 이런 시설을 이용할 수 없게 되었습니다. 잠깐씩 눈을 붙이는 사람들이 많아서 코골이가 심하면 동료들에게 미안하니 그냥 트럭에서 자는 경우가 많습니다. 추운 날엔 잠깐 추위만 피한다고 휴게실에 누워 있다가 설핏 잠이 들었는데 여기저기서 시끄럽다고 하니 아마 당해보지 않은 사람은 그 설움을 모를 겁니다.

그러던 중 얼마 전 감기 때문에 동네 이비인후과에 갔는데 '간편한 코골이 치료 바이오'라는 안내판을 보게 되었습니다. 수술을 해볼까도 생각했었는데 주변에 수술하고 성공했다는 말을 그다지 듣지 못해 망설이고 있던 중이어서 눈에 확 들어왔지요.

또 아프지도 않고 효과도 좋다고 해서 의사 선생님께 물어보니 비용이 부담돼서 포기했습니다.

그러다 대구에 다녀오는 도중 큰일이 있었습니다.

늦은 시간에 단조로운 운전을 하다 보면 깜빡 졸기 일쑤인데 그날 따라 날이 너무 추워 대기실에 앉아서 잠을 잤습니다. 대충 선잠을 잤던 모양입니다. 그렇게 잠이 부족한 상태에서 졸음을 쫓기 위해 청양고추도 먹어가면서 기를 썼지만 깜박하다 순간 앞을 보니 저 앞에서 사고가 나서 차들이 멈춰져 있었던 겁니다. 갑자기 브레이크를 밟으면 더 큰 사고가 나기 때문에 속도를 줄이기 위해 안간힘을 써 겨우 충돌 직전에 멈춰 설 수가 있었습니다. 십년감수했다는 말이 이런 건가 싶습니다. 등에서 식은땀이 줄줄 흐르고 팔다리가 다 저리더군요. 만약 멈추지 못했다면 차량 서너 대가 멈춰서 있고 사람들이 우왕좌왕하던 사고 현장을 덮쳐 무참하게 쓸어버렸을 겁니다. 생각만 해도 끔찍합니다.

그놈의 코골이 때문에 편히 자지 못해 이런 일이 생기니 앞으로 정말 큰일이 생긴다면 돈이 문제가 아니라는 생각이 들더군요. 그래서 다음 날 바로 바이오를 맞췄고 지금 5개월째 사용하고 있답니다.

신기하게도 코를 안 곤다는 아내의 말을 듣고 휴게소에서도 써봤습니다. 처음엔 저를 아는 동료들이 쫓아내려고 했는데, 바이오를 보여주었고 그날부터 휴게소에서 동료들 눈치 안 보고 편히 잘 자고 있답니다.

집사람도 너무 조용해져서 허전할 정도라며 많이 좋아하는데 특히 숨을 멈추고 컥컥대는 것이 없어졌다는 것입니다. 처음에 비용 때문에 망설였는데 막상 쓰고 보니 정말 잘했다는 생각이 듭니다. 돈이야 있다가도 없고 없다가도 생기는 것인데 이 돈 아끼자고 내 인생 망치고 남의 생명과 인생을 망치면 안 되지 않겠습니까?

확실히 아침에 자고 일어나면 몸이 개운한 게 좋은 컨디션을 유지하게 된답니다. 빨리 경기가 좋아져서 돈 많이 벌면 좋겠습니다.

여러분도 돈 많이 버시고 코골이 빨리 고치세요.

 사례 ⑥ ## 출장도 여행도 걱정 없어요

몇 년 전에 구개인두성형술이라는 코골이 수술도 해 보고, 비염까지 치료했으나 잠을 제대로 자지 못하는 문제는 해결되지 않았습니다. 자고 나면 입이 마르고 숙면을 취하지 못하니 만성피로 상태였습니다.

타지에서 숙박을 하면 주변사람들에게 폐를 끼치니 출장도, 친구들 모임도 선뜻 가지를 못합니다. 각종 보조기구도 사용해 봤으나 효과가 없었어요.

근본적으로 해결책을 찾고자 마우스피스의 원리인 어느 치과 제품을 사용했지만 턱관절에 무리가 가서 반품했습니다.

최근에 상하가 분리되고 아래턱을 조절할 수 있는 분리형 구강형 기도확장기인 바이오를 사용하고 있답니다. 생긴 것은 예전 제품과 비슷하지만 착용감과 효과는 비교할 수 없을 만큼 다릅니다. 일단 착용하고 잠을 잘 수 있어야 하는데 턱관절에 무리가 가면 착용하고 잘 수가 없어요. 그러니 당연히 효과도 볼 수 없습니다. 반품했던 이유였죠.

그런데 이 구강형 기도확장기는 상하가 분리되고 본인이 필요에 따라 조절할 수 있어 현재까지 약 2개월간 유용하게 사용하고 있습니다. 각종 보조도구를 사용해 봤기에, 혀가 붙어 있는 아래턱을 당겨 기도를 확장시킴으로써 코골이를 방지하는 것이 제가 보기엔 가장 혁신적이자 가장 근본적인 치료 방법이라 생각됩니다. 구강형 기도확장기를 고르실 때 반드시 착용했을 때의 느낌을 확인해 보세요.

저는 이제 출장도, 친구들 모임도 겁내지 않고 가벼운 마음으로 숙박할 수 있어 정말 다행입니다. 여행의 즐거움을 이제 마음껏 누리고 살려고요.

사례 ⑦ 수술도 소용없더니 이제는 새로운 삶

저는 20대 때부터 코골이가 심했던 사람입니다. 코골이가 심한 사람들의 고충은 겪어본 사람만이 알죠. 저 같은 경우는 목젖의 늘어짐도 심했고 누워 자면 무조건 시작부터 깰 때까지 끊임없이 코를 곱니다.

오죽하면 엠티 같은 걸 가면 옆방에서조차 시끄러워서 잠을 못자겠다고 할 정도니까요. 그리고 자고 일어나면 일단 숨부터 한 번 크게 들이마십니다. 자면서 숨을 잘 못 쉬니까 아침이 개운한 적이 거의 없어요. 머리도 띵하고 종일 졸립니다.

30대에 도저히 이대로는 안 되겠다 싶어 대한민국 최고의 코 수술 전문병원이라는 곳에서 목젖을 잘라내는 수술을 받았습니다. 비중격만곡증도 약간 있다고 해서 함께 수술을 받았지요.

수술 후 통증이 괴로웠지만 이제 드디어 코를 골지 않겠구나 하는 생각에 퇴원 후 밤에 잠을 잤는데 다음 날 아침 아내가 하는 말이 "수술을 했는데 왜 여전히 코를 골지?" 하고 묻더군요. 그럴 리 없다. 아직 완전히 낫지 않아서 그럴 것이라 생각하고, 얼른 상처가 아물기만을 기다렸습니다.

그러나 한 달이 지나고 두 달이 지나도 코골이 소리가 좀 달라졌을 뿐 코골이의 크기와 강도는 여전했습니다. 그 후로 병원에서 코 안쪽을 레이저로 지져서 넓히는 수술, 목젖을 좀더 도려내는 수술 등을 추가로 두 번이나 더 받았습니다. 그럼에도 불구하고 코골이는 여전했습니다. 강도와 세기도 마찬가지였죠. 수술을 했음에도 별도리가 없으니 더 이상 방법이 없는 줄 알고 그냥 그대로 살았습니다.

사람들과 함께 자야 될 일이 생길 때마다 불편해서 무슨 방법이 없을까 인터넷 검색을 했습니다. 구강형 기도확장기라는 것이 있더군요. 저는 목젖의 늘어짐은 제거되었는데 누웠을 때 혀가 뒤로 젖혀져 기도를 막고 그래서 크게 울리는 코골이 소리였거든요. 혀는 목젖처럼 잘라낼 수 없지 않습니까? 그래서 구강형 기도확장기가 제게 맞을 거라 생각했습니다.

어떤 구강형 기도확장기를 선택할지는 별로 고민하지 않았습니다. 어떤 분이 일체형은 입을 벌릴 수 없고 불편하다고 해서 입안에서 제일 이물감이 없게 생긴 것을 골랐습니다.

지금은 착용한 지 2주 정도 지났습니다. 처음에 맞춰진 길이는 많이 당겨놓지 않아서 턱에 큰 무리는 없었습니다. 다만 입 안에 뭔가를 물고 자야 한다는 약간의 불안이 있었는데 막상 착용해 보니 큰 이물감은 없더군요. 코를 안 곤다는데 이 정도쯤이야 하는 생각이 들 정도의 이물감이라고나 할까요. 사용 후 첫날 아침부터 기분이 아주 상쾌했습니다. 머리가 띵하던 게 없어졌고 무엇보다도 자고 일어나도 가슴이 답답하던 게 없어졌습니다. 그래서 조금씩 턱에 무리가 가지 않을 정도만큼씩 당겨서 착용했습니다. 결과는 코골이가 거의 없어졌답니다.

그런데 이 장치를 처음 사용할 때는 입으로 숨을 내쉬느라 입술 가에 하얗게 침이 묻어 있었는데 아래턱을 앞으로 당기는 조절을 하고 난 오늘 아침엔 하얀 침이 거의 입술에 없었습니다. 이런 경우 아래턱을 너무 당기는 조절보단 베개를 함께 사용하는 게 훨씬 효과적인 것 같더군요. 턱에 무리도 덜 가고요. 저는 베개를 목 뒤쪽으로 좀 더 당겨서 목을 좀 들어올리듯 이용했습니다.

코골이는 집안 내력, 유전을 이기다!

저는 어려서부터 코골이가 심하단 소릴 들었습니다. 아버지, 형님들 우리 집안은 모두 코골이가 심해서 코골이는 유전이라 어쩔 수 없구나 생각했습니다. 일가친척이 모두 모이는 명절이 되면 전부 코를 골아서 명절과 같이 가족이 모두 모일 때면 이웃집에서 항의가 들어올 정도입니다.

결혼 후 아내가 내가 잠자면서 중간 중간 숨을 쉬지 않는다는 얘기를 자주 하기 시작했고, 그때부터 몸이 많이 무겁고 낮에 졸음이 심해서 낮잠을 잠깐씩 자지 않으면 견딜 수 없는 지경이 되었습니다.

결국 큰맘 먹고 코골이 수술을 받았지만 별다른 효과가 없자 병원에서는 양압식 인공호흡기를 권했습니다. 무시무시한 산소마스크를 끼고 자라는 얘기에 질겁하고 다른 대안을 찾던 중 구강형 기도확장기라는 것이 있다는 것을 알게 되었습니다.

처음 2~3일간은 약간 어색하고 불편했지만 지금은 전혀 불편함 없이 잘 사용하고 있습니다. 오히려 장치를 하지 않으면 허전해서 잠이 안 올 정도입니다. 그만큼 믿고 의지합니다. 그 이유는 장치를 안 하고 자고 난 다음 날이면 머리도 아프고 온몸이 무겁기 때문입니다. 그래서 다음 날을 생각하면 잊을래야 잊을 수 없는 잠자리 필수품입니다.

코골이 집안에서 태어나 코골이는 유전이려니 살아왔는데 이제

저는 코를 골지 않습니다. 바이오가 유전을 이긴 거죠. 일가친척이 모이는 명절에 모두에게 구강형 기도확장기로 삶이 바뀔 수 있다는 걸 알려줘야겠습니다. 옆집도 이제 우리 집 코골이 소음에서 해방되어야지요.

사례 ⑨ 유서를 써 둘 정도였습니다

저는 직장 여성입니다. 수면무호흡증이 나타난 것은 5년쯤 전인가 봅니다. 처음엔 '이러다 말겠지, 좀 피곤했나' 하며 대수롭지 않게 여겼습니다. 그런데 해가 바뀔수록 무호흡 시간이 길어지기 시작해 이러다가 죽을 수도 있겠구나 하는 생각에 더럭 겁이 나더군요.

대학병원, 내과병원, 한의원, 한방병원 등등 좋다는 곳을 일일이 찾아가 상담하고 약을 복용해 봤지만 어디서도 명확한 이유를 알려주지 않더군요. 이유를 모르니 두려움은 점점 커져갔습니다. 그리고 마음을 비웠죠.

'내일 죽더라도 가족이나 주변사람들이 나의 고운 모습만 기억하도록 살자'고 결심하고 유서를 써서 근무하는 책상에 살짝 숨겨두었습니다. 유서 내용이라고 해 봤자 가족에 대한 당부와 남편 몰래 가입해둔 적금 한두 개를 알려주는 것이 고작이지만 말입니다.

가장 편안한 시간이 되어야 할 잠자는 시간을 매일 공포로 맞이하는 심정을 누가 알까요? 차라리 잠을 안 자고 살 수 있었으면 좋겠다는 생각까지 했습니다. 밤의 공포는 오롯이 저 혼자만의 몫이었고, 주변사람들이나 직장동료들은 제가 수면무호흡증이 있는 것을 전혀 알지 못했습니다.

그러다 작년 가을 이비인후과 의사 선생님의 권유로 기구를 맞추게 되었어요. 정말 신기하게도 바이오를 한 뒤로는 수면무호흡증 증상이 한 번도 나타나지 않았습니다. 몇 번이나 확인해 봤지만 단 한 번도 없었네요. 제가 경험한 것이 아니라면 아마 믿지 못할 것 같습니다.

악몽 같던 밤이 끝나고 저도 이제 편안한 숙면의 밤을 보냅니다. 현재 무호흡증상으로 고생하고 있는 분이 계시다면 구강형 기도확장기를 꼭 권해드립니다.

사례 ⑩ 코 고는 여성분들께

저는 40대 가정주부입니다. 남자들과 달리 여자가 코를 곤다면 특히 이상한 시선으로 볼까 봐 어디 가서 말도 못합니다. 평소 차분한 인상이기 때문에 더더군다나 사람들에게 코를 곤다는 얘기를 할 생각조차 못하고 혼자 끙끙 앓고 있었습니다. 주변 얘기를 들어봐도 다들 남편이 술을 먹고 코를 자주 곤다는 얘기뿐, 술을 마시지 않는 저와 같은 경우를 들어보지 못했어요.

그러던 중에 성당을 함께 다니는 분과 성지순례를 같이 가게 되었습니다. 낯선 여행지에서 잠자리에 들려는데 같이 간 자매님이 바이오라는 틀니 같은 것을 보여주시며 사실 자기가 코골이가 심했는데 이걸 사용하고 코를 안 골게 되었다고 하시더군요. 일단은 나처럼 코골이로 걱정하는 동료가 생겼다는 데 안도감을 느꼈습니다.

사실 저도 코골이가 심하다고 고백하니, 자매님도 코골이가 심해서 여러 사람에게 미안했는데 대학병원 의사로 있는 딸이 효과적인 치료법이 있다며 바이오를 맞춰줬다고 하시며, 저에게도 한 번 해 보는 게 어떻겠냐고 물어보시더군요. 기구를 처음 보니 왠지 불편할 것 같아 낯설었지만 코를 안 골게 되었다니 신기하기도 했습니다.

성지순례에서 돌아와 대학병원에 있는 자매님의 따님과 통화하고 병원에 가서 검사를 받은 후 바이오를 만나게 되었습니다. 그리고 1주일 후 장치를 받아서 잘 때 착용을 시작했는데 그날 이후로 코골이와 영원히 이별하게 되었습니다.

처음 바이오를 하고 잔 다음 날 아침 식구들이 모두 신기하다고 입을 모아 말하더군요. 제가 코를 골지 않았다고요. 그 뒤로 저는 제 주변에 저처럼 아무에게도 말하지 못하는 여성 코골이 환자들이 많다는 것을 알게 되었습니다. 고민을 드러내놓고 말하지 못하니 어디서 뭐가 좋다더라 하는 얘기를 우연히 들으면 그 말에 혹해서 이것저것 시도해 보지만 별 차도가 없어서 포기하고 있는 여성들이 의외로 많다는 것을요. 저도 그런 사람 중에 하나였습니다.

그리고 지금은 코를 골지 않게 된 것은 모두 이 기구 덕분입니다. 얼마 전 바이오를 쓰는 데 불편함이 없는지 확인하는 전화를 받았어요. 구매 후에도 세심하게 사후처리를 꼼꼼히 해주셔서 사용에 불편은 전혀 없습니다. 대신 제가 코를 고는 여성분들께 바이오를 권하는 전도사가 되었다는 얘기를 해드렸어요.

밤새 코를 골지 않고 잘 자니 살도 조금씩 빠지고 몸이 더 가벼워지는 것 같습니다. 이러다가 더 날씬해지면 바이오를 하지 않아도 될 수 있다고 의사 선생님은 말씀하시네요. 글을 잘 못 쓰고 평소 컴퓨터와 친하지 않아서 이 짧은 얘기를 쓰는 데도 상당히 오랜 시간이 걸리네요. 저처럼 숨어서 고민하는 여성분이 계신다면 바이오를 꼭 사용해 보실 것을 권합니다.

사례 ⑪ 가족 사랑을 회복한 고등학생

고등학교에 들어와 코를 골기 시작했습니다. 처음엔 가족들에게 그다지 피해를 주지 않았습니다. 시간이 흐르고 고등학교 2학년 여름방학이 되었습니다. 날이 갈수록 자고 일어나면 머리가 아파오고 자도 잔 것 같지 않았어요.

비염 때문인가 해서 한의원도 가보고 내과도 가서 약도 처방받고 했지만 누나가 저를 깨우는 빈도가 점점 늘어났고 부모님도 저를 미워하시는 기분이 들었습니다. 얼마 되지 않아 아버지가 코골이가 너무 심하니 병원을 가자고 하셔서 서울대병원에서 검진을 받았습니다.

검진이 끝나고 의사 선생님께서 수술과 장치가 있는데 수술보다는 장치 쪽이 더 좋다고 하시면서 바이오를 처방하셨습니다. 저는 속으로 '뭐야 수술이 더 나한테 좋지 않을까? 장치는 엄청 귀찮을 것 같은데'라고 생각을 했습니다. 사실 수술은 한 번 받으면 끝나지만 장치는 내가 계속 껴야 하는 거니까 귀찮은 게 당연하잖아요. 그러나 막상 장치를 사용하니 처음인데도 불편함이 거의 없었습니다. 가장 중요한 것은 끼고 자니 누나가 저를 깨우지 않고 가족 모두 다음 날 웃으면서 코를 안 골더라고 하는 거예요. 저는 누나랑 부모님이 거짓말하는 줄 알았습니다. 어제까지 저 때문에 짜증나 죽겠다던 누나와 저를 미워하는 듯한 심기를 내비친 부모님께서 웃으며 저를 대하시니 참 좋더군요.

그리고 저에게도 변화가 생겼는데 첫째 피곤하지 않고, 둘째 아침에 전혀 머리가 아프지 않았습니다. 그래서 이제 매일 끼고 잡니다. 귀찮지 않아요.

이 글을 읽고 나시면 '뭐야 거짓말하네. 알바를 풀었군' 하실지도 모르겠습니다. 인터넷에 이렇게 찬양하는 말만 있으면 그렇게 생각하는 게 사실 당연할지도 몰라요. 저도 쇼핑몰에서 후기 읽을 때마다 알바인지 아닌지 꼼꼼히 살펴보니까요. 그래도 어찌합니까. 제가 얻은 감동은 이런 식으로밖에 할 수 없는걸요.

사 례 ⑫ 비염과 코막힘 이제는 남의 일

저는 비염이 굉장히 심해서 현대의학, 한의학, 민간요법까지 모든 것을 동원해 치료해 봤지만 겨울만 되면 어김없이 찾아오는 코막힘 증상 때문에 정말 힘들었습니다. 어쩔 땐 콧등을 확 열고 숨을 제대로 쉬고 싶다는 생각까지 할 정도로 말이죠. 그저 코로 숨만 편하게 제대로 쉴 수 있으면 다른 것은 필요 없었습니다.

비염 수술도 1~2년 정도 지나니 효과가 떨어지고, 병원도 갈 때뿐 콧물, 재채기, 코막힘, 밤에 숙면을 취하지 못하니 항상 피로하고 피부는 나날이 망가져가는 등 모두가 알고 있는 비염 증상 그대로 다 겪고 지내다가 코에 끼우는 코걸이를 사용하고 아직 비염으로 병원 한 번 간 적이 없습니다. 예전 같으면 최소 일주일엔 한 번은 갔어야 했는데 말이죠. 돈 절약, 시간 절약입니다.

코걸이를 사용하기 전엔 밤에 잘 때 숨이 막혀 늘 2~5번까지 중간에 일어났는데 지금은 한 번 눈감으면 아침까지 잡니다. 정말 요즘은 자는 게 너무 좋은 거 있죠.

겨울이 되면 사무실에서 전화를 받을 때마다 "감기 걸리셨나 봐요?"라는 소리를 지겹게 들었어요. 비염이라고 답변하는 것도 구차해서 그냥 "예. 감기예요." 하고 대답하거나 아예 전화받기를 피했습니다. 그런데 지금은 벨이 울리면 자연스럽게 수화기에 손이 올라갑니다. 예전하고 비교하면 너무 편하고 좋은 삶을 사는 것 같아요.

겨울이란 공포도 사라졌고요.

지금은 코걸이를 사용 안 해도 숨이 편안하지만 그래도 혹시 다시 비염이 찾아올까 봐 원천봉쇄하는 마음으로 사용은 계속하고 있습니다.

사례 ⑬

비염과 후비루, 코골이, 인후통, 수면무호흡증까지

저는 초등학교 때부터 알레르기성 비염이 심했습니다, 이로 인한 콧물이 목 뒤로 넘어가는 만성 후비루도 있었죠. 중학교 때부터는 코도 골기 시작했고 대학교 때는 수면무호흡도 있는 걸 확인했습니다.

마른 체형에 체지방은 오히려 일반인에 비해 적은 편이고 근육질에 단단한 몸이지만 코만은 어쩔 수 없었습니다. 비중격만곡증도 있고, 턱도 남들보다 조금 뒤쪽으로 들어가 있는 편이라 이비인후과 질환에 복합적으로 시달려온 것 같습니다.

비염 탓에 환절기만 되면 재채기와 콧물을 달고 살았고, 평소에도 코가 꽉 막혀 있어서 숨 쉬기가 답답해 입으로 호흡을 하는 경우가 많아 그게 습관이 되다 보니 별로 불편한 줄도 몰랐습니다. 구강 호흡이 그 많은 질병의 원인이 될 줄은 꿈에도 몰랐죠. 코로 숨 쉬기 힘이 드니 입으로 쉬는 게 당연하다고 생각했을 뿐입니다.

고등학교 때는 자고 일어나면 개운하지 않고, 수업시간에도 계속

졸렸지만 그건 그냥 고등학생이라 그런 줄 알았습니다. 감기라도 걸리면 꼭 코감기부터 와서 입으로 숨을 쉬게 되니 자고 일어나면 목이 따가운 인후통이 극심했고, 이로 인해 코가 나아갈 무렵에는 목감기가 와서 고생한 경험도 많이 있습니다.

치료를 위해 어릴 때는 레이저로 코 속을 지져 비강 내 점막의 감각을 죽이는 수술을 했고, 한의원에 가서 침과 약을 먹으며 장기간 치료했지만 큰 효과는 없었습니다. 그 후로 환절기마다 동네 이비인후과에 가서 약과 스프레이를 처방받아 사용했으나 사용할 때뿐이었습니다. 가끔 지ㅇ텍 등의 비염약도 사 먹기도 했는데 심할 때는 약을 먹어도 효과가 없었습니다. 코 속에 식염수를 분무해 주는 기계도 써봤으나 큰 효과가 없었고, 그나마 가장 나았던 것은 제가 코로 따뜻한 식염수를 빨아들여 입으로 뱉어내는 것인데 이건 처음 할 때 고통스럽고 계속 하기가 귀찮아서 그렇지 효과는 확실히 있었습니다. 마지막으로 한의원 약을 먹으며 매실 농축액을 같이 먹었는데 이것도 효과가 조금은 있었습니다. 참 안 해 본 게 없습니다.

이런 별의별 수단을 다 써봐도 큰 효과가 없었는데, 우습게도 코걸이란 것을 코에 끼는 순간부터 호흡이 편안해지는 느낌에 허무함마저 들었습니다. 최근 3개월간 먹은 한약과 매실이 어느 정도 효과가 있는 바탕 위에 좋은 결과가 바로 나온 것이라고는 생각하고 있지만, 이렇게 간단히 해결 가능한 문제를 먼 길로 돌아왔는가 하는 생각이 들더군요.

코골이도 많이 줄었다고 하더군요. 제가 직접 소리를 듣지 못하지만 가족들에게 들은 말입니다. 수면무호흡은 자고 일어났을 때 전보다 많이 개운한 걸 보면 없어진 것도 같은데 검사를 다시 받아본 것이 아니라 수치적으로 얼마나 좋아졌는지는 확인해 봐야 할 것 같습니다. 다만, 잘 때 코 호흡이 가능해지면서 인후통은 거의 완벽히 사라졌습니다. 지인들에게도 추천해 주고 싶을 정도이니 뭐 말 다 했죠.

사례 ⑭ 안 해 본 짓이 없다

백약이 무효! 이보다 더 절망적인 말이 있을까?

나의 코골이는 무지막지해서 지구상에서 취할 수 있는 방법은 다 해봤다. 이대로라면 코를 골아도 되는 별로 가야지 지구 위에서는 더 이상 생존이 곤란할 지경에 이르렀었다. 나는 고등학교 때부터 결혼 전까지 혼자 살았다. 그런데 결혼 이후 정확히 사흘 만에 우리 부부 애정이 완전히 종을 치게 될 지경에 이르렀다. 아내는 스펀지 귀마개로 내 소리를 차단하고야 겨우 잠을 잘 수 있었다. 아내는 탱크가 굴러가는 것 이상의 사람 미치는 소음은 사랑과 별개의 문제라고 했다.

나는 코미디 작가로 개그맨 전유성과 죽고 못 살 정도로 친하다. 그와 맨 처음 동침을 한 것은 지리산 속 어느 포수네 집에서였다. 함께 술을 마시고 내가 먼저 잠이 들었는데, 밤중에 심한 갈증으로 물을 찾으러 일어났다가 이상한 광경을 봤다. 전유성이 잠을 자지 않고 집밖에서 호롱불을 켜두고 책을 읽고 있지 않은가. 전유성 말이 내 코 고는 소리가 이라크 전쟁터 소리는 저리 가라 할 정도여서 한숨도 못 잤다는 것이다.

나는 서서히 저승사자가 다가오고 있음을 느꼈다. 코 골고 난 다음 날이 괴로워지기 시작한 것이다. 온종일 하품이 나오고 무척 피곤했다. 어떤 땐 길거리에 차를 세워두고 토막잠을 청한 뒤 다시 달려야 할 때도 많았다. 기억력도 흐릿해져 갔다. 이러다가 무슨 탈이 나겠다 싶어 용하다는 이비인후과부터 찾았다.

의사 "비염이 있네요. 치료해 봅시다." 그러나 1년이 허사였다. 특단의 대책을 세웠다. 코 수술을 받았다. 부비동염(축농증) 수술은 전신마취를 하고 이뤄진 엄청난 고통의 수술이었다. 그러나 효과는 잠깐이었고 예전의 코골이 전사로 컴백!

다시 6개월 뒤에 이번엔 목 안의 편도선을 잘라내는 대수술을 받았다. 혹시나 하는 기대는 역시나. 수술로 효과를 본 사람도 있겠으나 상당수 사람들에겐 아무 소용이 없다고 단정한다.

코에 뭘 껴보기도 하고, 특정 아로마를 맡고 자는 일, 정신과 치료, 비싸다는 특수 베개, 등 뒤에 테니스공을 매달고 자는 방식까지 전부가 허사였다. 비싸고 절차가 까다로운 수면다원검사도 여러 차례했다. 이쯤이면 백약을 다 써본 거 아닌가! 나는 코골이 환자로 살다가 단명하거나, 수면무호흡으로 돌연사를 하는 수밖에 남은 선택지가 없었다. 나는 죽어도 괜찮지만 나의 '끝내주게 재밌는 글'을 더 이상 못 읽는 이 땅의 백성들은 무슨 낙으로 살아야 한단 말인가!

제대로 숨을 못 쉬고 잠을 자는 날이 계속되니 얼굴이 부스스해지고, 어지럽고, 식욕, 특히 성욕마저 다 떨어지고, 덩달아 삶의 의욕도 저하, 영화나 음악회 중에 졸기 일쑤고, 몸이 무거우니 사람을 만나기도 싫어지나 이게 비극적인 삶이 아니고 뭔가.

그러다 만난 바이오.

'효과만 없어봐라! 청풍 소장, 가만두지 않겠어!!'

첫 착용이 학생들과의 엠티에서였다. 먼저 쓰러져 자는 내가 너무나 조용하더란다. 내가 정녕 괴이한 소리를 내지 않고 고요히 잤더란 말이던가!

아내와 다시 결혼했다!

수년간 각방을 쓰다가 마누라와 다시 침대를 합쳤으니 두 번 장가를 든 셈이다. 코만 골지 마라. 당신도 세상 그 어떤 미녀와도 잘 수 있으니.

사례 ⑮ 30대 이비인후과 의사

저는 30대 후반의 수면 클리닉을 개설한 이비인후과 의사이면서 수면무호흡증 환자입니다.

하악이 짧고 뒤로 후퇴한 구조를 가진 데다가 혀가 큰 편이어서 어려서부터 코골이가 심했습니다. 만성피로를 항상 느끼면서 지내다가 수면다원검사를 해 보니 중증의 수면무호흡증 환자로 진단이 나와 양압기를 사용하게 되었습니다. 1년 정도 양압기를 사용하며 자고 일어나면 항상 마스크 자국이 있고 콧등 피부가 민감해서 짓물러 있는 경우가 많아 불편을 느꼈지만 다음 날 개운하게 생활할 수 있었으므로 참고 지내왔습니다.

그러다가 바이오라는 구강형 기도확장기를 맞추고 이제는 양압기를 벗어버리고 간편하게 기구를 사용하고 있습니다. 한마디로 저는 충분히 만족하고 있습니다.

일단 거추장스런 기기들이 없고 착용과 휴대가 간편하며 잠자는 시간 내내 벗어버리지 않고 잘 쓸 수 있다는 것입니다. 효과 또한 만족합니다. 코를 골지 않을뿐더러 무호흡증도 나타나지 않아 다음 날 양압기를 사용할 때와 비슷한 컨디션을 유지할 수 있습니다.

사 례 ⑯ 40대 내과 의사

저는 지방에 살고 있는 내과 의사입니다. 지방에서 내과를 개원하여 나름대로 안정적인 삶을 살고 있습니다. 내과 의사로서 건강을 유지하려는 노력은 누구 못지않게 해왔다고 생각합니다. 식이 조절과 적절한 운동으로 적정 체중을 유지하고 최대한 무리하지 않는 생활을 해왔습니다.

그런데 40대 중반을 넘어가면서 아침이 무기력하고 두통을 느끼며 아내의 걱정을 들어야 했습니다. 코 고는 소리는 참을 수 있겠는데 가끔씩 숨이 멎어 한참 동안 적막이 흐르는 시간이 계속되면 본인도 잠이 깨곤 한다는 것이었습니다.

수면무호흡이 건강에 얼마나 좋지 않은 영향을 미치는지를 잘 알고 있는 저로서는 갖가지 방법을 써서 숙면을 취할 수 있도록 노력했습니다. 그러나 옆으로 자는 것도 습관이 안 되어서인지 어렵고, 특별히 살이 많이 찐 것도 아니어서 수면다원검사를 받게 되었고 무호흡증이 상당히 심각하다는 검사 결과를 듣게 되었습니다.

저는 처음 수술을 원했지만 담당 의사는 수술보다는 바이오가 더 효과적일 것 같다며 비수술 치료를 권장하시더군요. 같은 의사의 권유기에 믿음을 가지고 사용하게 되었습니다. 구강형 기도확장기는 보다 근본적인 원인을 교정함으로써 치료 효과를 얻는 방식으로 왜 구강형 기도확장기를 권하셨는지 이제야 이유를 알 것 같습니다.

사 례 ⑰ 가정의학과 전문의

저는 바이오라는 구강형 기도확장기를 사용하고 있는 가정의학과 전문의입니다. 저도 수면무호흡증 환자를 많이 보았고 의학적으로 어떤 증상과 치료법이 있는 줄 알지만, 이번 후기에서는 순수하게 수면무호흡 환자의 입장에서만 사용 소감을 적도록 하겠습니다.

고등학교 때부터 코를 심하게 곤다는 말을 들었고, 대학교 때는 엠티를 가거나 하면 엄청난 코골이 소리로 다른 사람들을 잠 못 들게 하는 탓에 저 자신도 매우 고통스러웠습니다.

항상 아침에 일어나기가 너무 힘들었고, 주간 졸림증도 심한 편이어서 운전 중이나 수업 중에 자주 졸곤 했습니다. 의대를 다니면서 내가 수면무호흡증이 있다는 사실을 알게 되었고 20대 중반에 이비인후과 수술을 받았지만 효과가 없었습니다.

결국 양압식 기도확장기 치료를 고민하던 중 바이오를 알게 되어 양압식 기도확장기 사용 전 먼저 사용해 보기로 했습니다.

처음 사용하는 2~3일은 사실 좀 우울한 기분까지 들었습니다. 내가 평생 이 이상한 기구를 물고 자야 하나? 하지만 금방 적응이 됩니다. 3~4일째부터는 바이오를 입에 문 채로 말도 하고 물도 마시고 자연스럽게 됩니다. 그리고 바이오 사용할 때와 안 할 때가 아침 컨디션이 확연히 다르기 때문에 오히려 바이오를 물지 않고는 불안해서 잠이 잘 안 옵니다.

학회나 세미나로 여행을 갈 때도 꼭 챙겨가게 됩니다. 효과는 일단, 코 고는 소리가 사라졌습니다. 사용 전에는 코 고는 소리가 '장군 호령 소리' 같다는 말을 들을 정도로 매우 심했는데 바이오를 하고 잘 때는 코 고는 소리가 아예 없거나 살짝 들리는 정도라고 합니다. 그리고 아침에 눈 뜨기가 매우 편해졌습니다. 주간 졸림증도 거의 사라졌습니다.

바이오는 하악 전방위 장치(MAD, Mandibular Advanced Device)중 하나입니다. 예전에는 수면무호흡의 치료로 양압식 기도확장기가 대세였으나 점차 장치로 돌아가는 추세입니다. 최신 연구 논문 중에는 양압식 기도확장기와 구강형 기도확장기의 치료 효과가 유사하다는 결과도 있습니다.

이런 장치는 상당히 여러 종류의 형태가 있습니다. 그중 사용이 편리하려면 위, 아래가 분리되어 움직여야 하고, 아래턱이 앞으로 밀리는 정도를 쉽게 조절할 수 있어야 합니다. 물론 내구성도 있어야 하구요. 그런 점에서 바이오는 정말 추천드릴 만합니다. 국내 기술로 이런 좋은 의료 기구를 만들었다는 점도 자랑스럽습니다.

Part

6

청풍소장
스토리

코골이 해결사가
되기까지

애초에 길은 없었다.

많은 사람들이 걸으면 그것이 길이 된다.

– 루쉰

어머니의 건강 회복을 위해 수면과 호흡에 관심을 갖고 다양한 장치와 기구를 개발하며 수면 전문가의 삶이 시작되었다.

나는 치과교정기를 제작하던 교정 전문 치기공사였다. 치과 교정을 배우기 위해 선택한 길은 지금 생각하면 말도 안 되는 악조건이었다. J치과대학병원 교정과에서 3년간 무급으로 수련의들과 숙식을 함께하며 교정의 기초를 다졌다.

그리고 1993년 드디어 교정전문 치과 기공소를 열었다. 교정장치라는 것은 보이지 않는 작은 차이가 교정 결과를 크게 좌우하지만 겉으로 드러나지 않는다. 눈에 보이지 않는다고 소홀히 할 수 없었다. '아이디얼'이란 이름처럼 이상적인 교정을 위해 각고의 노력을 기울였다. 교정 전문가로 선진국에서 열리는 학회나 세미나를 보며 우리나라 기공 수준이 얼마나 정밀한 단계에 이르렀는지 새삼 감탄하기도 했다.

교정을 하다 보면 마주하게 되는 거대한 산을 만난다. 바로 교합이다. 교합은 또 다른 세상이다. 치과인이라면 반드시 넘어야 할 산이다. 교합을 모른다고 장치를 못 만드는 것은 아니다. 교정장치만 만들면 그만이다. 나머지는 치과 의사의 몫이니 내가 알 바 아니라고 생각할 수 있지만 자존심이 허락하지 않았다. 내가 만든 장치에 대해 마지막까지 책임을 지고 싶었던 게 아닌가 싶다. 그만큼 아이디얼에서 만든 교정장치에 대한 자부심이 컸다.

치아를 교정하는 사람이라면 교합의 세계가 얼마나 오묘한지 알 것이다. 작은 치아 위에 펼쳐지는 교합의 세계는 그야말로 우주다. 그리고 교합은 필연적으로 턱관절과 목뼈에 영향을 미치고, 목뼈는 허리뼈로 이어져 결국은 전신에 영향을 준다는 사실에 눈을 떴다.

교정이나 보철을 잘못하게 되면 몇 달 또는 몇 년이 지나서 문제가 나타날 수 있다. 사람에 따라 다르고 조건에 따라 다르고 발현되는 정도가 천차만별이기 때문이다. 문제가 있어도 모르고 지나가는 사람이 있는가 하면 작은 문제로도 심각한 후유증을 겪기도 한다. 그래서 교합은 알수록 어려운 분야다.

✕ 어머니를 통해 시작한 수면장애 치료의 길 ✕

교합에 대한 탐구를 계속하던 중 교정장치를 이용한 코골이와 수면무호흡 치료를 접하게 되었다. 참 단순한 원리였다. 아래턱을 앞으로 내밀어주면 기도가 열리고 코골이와 수면무호흡증이 개선된다는 것이다. 그때만 해도 나도 '저런 걸 끼고 잠을 잘 수 있을까?'라는 생각을 했다. 코골이 장치는 그저 수많은 교정장치 중 하나였을 뿐이었다.

운명이란 참 묘하다.

어머니가 많이 편찮으셨다. 쉰 살이 넘어가시면서 잦은 두통, 고혈압, 부정맥, 신부전, 불면증 등등 수많은 질환에 시달리셨다. 병원 검사 결과는 '별다른 이상이 없다', '원인을 알 수 없다', '심리적인 요인이나 스트레스가 원인이 아닐까 한다' 같은 애매한 소견뿐으로 근본 해결책을 내놓지 못했다. 몸에 좋다는 이런저런 시도를 해 봐도 효과가 없었다. 나도 가끔 뵈면 걱정이 됐지만 별다른 수가 없었다.

그러던 중 어머니와 이야기를 하다가 어머니가 코골이뿐만 아니라 수면무호흡증도 심하시다는 것을 알게 되었다. 그러고 보니 어머니와 함께 잠을 자는 일이 없었고 잠이 들면 아무것도 듣지 못하다 보니 알지 못했다. 혹시 알았다고 해도 대수롭지 않게 생각했을 것이다.

어머니 말씀을 들어보니 가슴이 답답해서 깨는 경우가 많고 다시 잠이 들기 힘드셨다고 한다. 아버지의 말씀으로는 1~2분 정도 숨을 안 쉴 때도 있고 그럴 때면 수시로 어머니를 깨우셨다고 했다. 이 정도면 매우 심각한 상황이다.

문득 과거에 들었던 세미나가 떠올랐다. 어머니는 전형적인 수면무호흡증 환자였고 그로 인해 두통, 고혈압 등의 여러 증상이 나타났던 것이 아닐까 하는 합리적 의심에 이르렀다. 즉시 턱 교정장치를 이용하여 기도를 확장할 수 있는 장치를 만들어드렸다.

당시에는 어머니도 반신반의하셨다. '이걸 어떻게 끼고 자냐', '대학병원에서도 못 고치는데 이걸 끼고 잔다고 얼마나 효과가 있겠냐' 등등. 사실은 나도 솔직히 그런 마음이 없지 않았다. 그냥 배운 대로 해 보는 게 안 하는 것보다 나을 것이란 생각뿐이었다. 그렇게 어머니를 대상으로 교정기를 이용한 수면무호흡증 치료 임상시험이 시작되었다. 어머니는 내 첫 환자이자 임상을 허락해준 후원자인 셈이다.

처음 피드백은 '장치가 답답하고 불편해서 잠들기 힘들고 중간에 장치를 빼버린다'는 것이었다. 원래 교정장치는 그런 거라고 조금만 참고 적응해 보시도록 했다. 어쨌든 장치를 착용하고 있는 동안에는 코골이와 수면무호흡이 현저히 줄었고 숨 쉬기가 확실히 편하다'는 아버지와 어머니의 평가가 있었다.

'불편해서 깊은 잠을 못자서 그런 것은 아닐까?'라는 생각도 들었지만 다음 날 몸이 좀 가벼운 것 같다는 어머니 말씀에 희망이 보였다. 처음 시도에 효과가 있다는 것을 안 것이 무엇보다 큰 소득이었다. 일시적인 교정을 위해 사용되는 교정장치는 착용감보다는 교정에 더 큰 의미를 두기 때문에 사실 불편감은 당연하다는 인식이 있었다. 하지만 수면무호흡 치료를 위해 사용하는 기도확장기는 통증이 있으면 안 되고 사용이 편리하고 착용이 편안해야 한다.

숙면을 위해 쓰는 장치가 잠을 방해하면 안 된다. 어머니를 위해 더 편안한 장치를 연구하기 시작했다. 해외에 소개된 장치들과 교정 장치를 응용해 수면무호흡 치료기를 만들었다. 정말 몇 년 동안 어머니는 수십여 종류의 장치를 직접 검증해 주셨다. 불편 요인을 점점 줄여 갔다.

그러면서 어머니의 병세는 눈에 띄게 좋아지셨다. 일단 불면증이 없어지고 두통과 주간 졸림증이 사라지면서 일상생활을 정상적으로 유지하실 수 있게 되었다. 집안 분위기도 덩달아 환해졌다. 뜻하지 않게 좋은 결과를 얻고 보니 보람이 컸다. 치아를 가지런히 만들어주는 교정이라는 것도 의미 있고 매력적인 일이기는 하지만 수면무호흡증을 치료하는 새로운 분야에 관심이 높아졌다.

✕ 치과가 아닌 이비인후과에서 만난 희망 ✕

치과 교정에서 코골이와 수면무호흡증 치료를 위한 구강형 기도확장기로 방향을 전환하는 과정은 없는 길을 만들어가는 좌충우돌 시행착오의 연속이었다. 스스로가 마치 돈키호테 같다는 생각이 들었다.

치과 교정에서 코골이와 수면무호흡증 치료를 위한 구강형 기도확장기로 방향을 바꿨다. 어머니를 통해 검증한 몇 가지 종류의 샘플을 가지고 수면무호흡증을 치료하는 장치를 치과 의사들에게 소개하고 코골이나 수면무호흡증 환자들에게 시술할 것을 권했다. 2년 동안 전국 치과를 돌아다녔지만 성과가 없었다. 당연한 것이 치과 의사는 수면 질환에 관심이 없고 코골이 환자는 치과에 가지 않는다.

그래서 이비인후과와 치과를 연계하기 시작했다. 이비인후과에서 진단하고 구강형 기도확장기 적응을 위해 치과와 협진을 할 수 있게 했다. 좋은 생각이었지만 현실적인 어려움들이 많이 있었다. 가장 핵심은 셋이 나눠야 하니 수익성이 좋지 않은 것이었다. 몇 년째 성과가 나지 않고 계속된 투자로 회사는 적자 모드로 접어들었다. 그래도 포기할 수 없었다. 어머니처럼 원인과 해결책을 모른 채 통증에 시달리는 환자가 있으므로 이 일을 해야 할 이유가 나에겐 충분했다.

병원을 도는 전략에서 방향을 선회해 홈페이지를 만들었다. 수면센터라는 수면장애만 진료하는 병원에서 연락이 왔다. 수면센터에서 구강형 기도확장기를 시술할 수 있게 시스템을 만들었고 서서히 성과가 나타나기 시작했다. 치과가 아닌 이비인후과에서 희망이 보였다.

ⅹ 수면의학을 공부하고 바이오를 탄생시키다 ⅹ

교정과 교합 등 치과계에서 쌓은 20년 가까운 경력이 큰 도움이 됐지만, 수면의학에는 전문지식이 없다는 한계도 있었다. 마침 우리나라에도 수면의학이 태동하면서 전문가들을 위한 전문 과정이 개설되었다. 주로 수면 분야에 관심이 있는 이비인후과, 신경과, 내과 의사들이 수강하는 코스였다. 같은 코스를 세 번씩 들으며 수면의학에 대한 전문지식을 쌓아갔다. 기초 과정이었지만 필요한 지식은 다 얻을 수 있었다. 새로운 세상에 도전하는 일은 두렵고 힘들지만 긴장감과 성취의 기쁨이 있다.

벽돌을 쌓는 사람 이야기가 있다.

"지금 무엇을 하고 계시나요?"

첫 번째 인부는 "보면 모르쇼? 벽돌을 쌓고 있지 않습니까?"라고 대답했다. 두 번째 인부는 "담을 쌓고 있지요." 그리고 마지막 세 번째 인부는 이렇게 대답했다.

"세상에서 가장 멋진 성당을 짓고 있습니다."

단순히 시키는 작업만 하는 사람과 코앞만 보고 일하는 사람, 자신이 무엇을 하는지, 왜 하는지 알고 하는 사람 사이엔 엄청난 차이가 있다.

수면호흡장애를 치료하는 장치를 만들기 위해 수면의학을 공부하는 것은 전문가가 되기 위해서는 꼭 필요한 일이고 당연한 일이다. 나는 '장치를 만드는 사람'에서 '이 장치를 이용하여 생명을 지켜 주고 건강에 기여하는 일'을 하는 것으로 패러다임이 바뀌게 되었다.

그리고 코골이와 수면무호흡증 치료를 위한 구강형 기도확장기 이름을 '바이오'로 지었다. '바이오(Bio)' 생명을 '가드(Guard)' 지킨다는 뜻이다. 바이오는 이비인후과의 소문을 타고, 서울대학교병원에서 구강형 기도확장기로 처방되기 시작하면서 신뢰가 쌓여 갔다.

호사다마라고 했던가?

법적인 문제가 발생했다. 치과기공소는 치과 의사와만 일을 해야하는데 해당 업무 영역을 벗어난다는 것이었다. 기획수사였다. 이비인후과에서 구강 장치를 처방하는 것을 못마땅하게 여긴 누군가가 제보를 하여 수사가 진행되었다고 한다. 무슨 대단한 불법 거래라도 하고 있는 줄 알았는지 6명의 사복경찰이 출동한 것이다. 뒤져봐야 나올 게 없자 거래 병원 명단과 환자 정보를 가져갔다. 경찰에서 피의자 조사를 받으러 오라고 했다. 난생 처음 경찰 조사를 받았다. 일부 이비인후과 의사들도 조사 대상이라 했다.

조사결과 문제점을 발견하지 못하자 경찰에서 의사협회와 치과의사협회에 공문을 요청했다. 의사협회의 공문은 의사가 수면무호흡 치료를 위해 구강형 기도확장기를 사용하는 것은 문제가 없다는 논리이고 치과의사협회에서는 구강 장치이니 치과 영역이라고 서로 자신의 영역이란 주장을 폈다. 끝이 안 보이는 자기주장이다. 그리하여 '혐의 없음'으로 결론이 나면서 한바탕 해프닝으로 마무리되었다. 누구 편들기 곤란한 영역이다. 그러던 중 충격적인 일을 겪었다.

같은 아파트에서 절친하게 지내는 딸아이 친구 가족들과 맥주 한 잔 하며 이야기를 하던 중 "형님 저도 코골이가 심해요. 무호흡도 꽤 있다고 하고요. 형님이 개발한 장치 하나 만들어주세요." 그의 아내도 한마디 거들었다. "진짜 심해요. 낮잠 잘 때도 보면 숨을 안 쉬는 때가 많아요. 각방 쓴 지도 오래됐어요." 처방을 받아 제작해도 문제를 삼는 상황에서 임의로 제작해 주기는 부담이 컸다. 병원에서 진단을 받고 처방을 받아오라며 거래처 병원을 소개해줬다. 그리고 잊고 있었다.

어느 날 아파트에 119 구급차가 들어오고 사람들이 웅성거리고 있었다. 오열하는 여성은 다름 아닌 딸아이 친구의 엄마였다. 자초지종을 들어보니 출근할 시간이 지났는데 인기척이 없어 들어가 보니 남편이 그냥 누워 있더란다. 깨우려고 보니 얼굴이 심한 고통으로 일그러진 채로 숨이 멎어 있어 너무 놀라 119를 불렀다는 것이다. 그러나 이미 몇 시간 전에 사망했다는 것이다. 사인은 심근경색에 의한 수면 중 급사였다.

퍼뜩 수면무호흡증이 심해서 장치를 부탁했던 일이 떠올랐다. 설마 무슨 일이 있으랴 싶어 잊고 있었고 그 지인 또한 병원에 알아보니 절차도 복잡하고 시간도 많이 걸려 차일피일 미루고 있었다고 했다. 아내는 서둘러 병원에 가보라고 했지만 "아이고 여보 내가 코를 곤 지가 수십 년인데 당장 무슨 일이 있겠어? 시간 나면 가볼게"라며 그렇게 몇 달이 지났다는 것이다.

이미 때는 늦었고 되돌릴 수 없었다. 그는 초등학생 두 딸을 남겨두고 황망하게 세상을 등지고 말았다. 장치를 만들어줬다면 이렇게 어이없게 지인을 보내지 않았을 텐데, 너무 미안했고 법이 만들어놓은 불합리한 절차에 화가 났다. 불필요한 규제에 얽매이지 않고 필요한 사람들에게 제작해줄 수 있는 자격 조건이 필요했다.

치기공사가 만드는 기공물은 치과에만 공급할 수 있다. 의료기기가 되면 제약 없이 판매가 가능했다. 지인의 사망을 계기로 의료기기 등록을 결정하고 절차를 알아봤는데 여간 까다로운 게 아니었다. 제조를 하려면 품목이 있어야 하는데 구강형 기도확장기는 지금까지 의료기기로 허가된 사례가 없었다.

✕ 험난한 임상시험을 시작하다 ✕

결국 신 의료기기로서 품목 허가를 받기 위한 길고 험난한 여정을 걸어야 했다. 최초로 품목을 지정받으려면 안전성과 효능 효과를 입증해야 한다. 이미 다 아는 안전성과 효과라 해도 공인된 객관적인 데이터를 제출해야만 인정이 된다. 임상시험을 해야 했다. 수억의 비용이 든다고 했다. 다행히 이런 경우에 도움을 주는 정부의 R&D 자금 지원 제도가 있었다.

경쟁률이 높았지만 선택의 여지가 없었다. 몇 번의 도전 끝에 드디어 선정이 되었고 서울대학교병원을 비롯한 3개 국립 대학병원의 이비인후과에서 임상시험을 진행하게 되었다. 얼마나 까다롭고 복잡한지 임상시험을 한다는 게 그렇게 대단한 일인 줄 그때서야 알았다.

이때를 돌아보면 구강 장치 역사상 의미 있는 도전을 했었다. 과거 구강 장치의 용도는 단순 코골이나 가벼운 무호흡증에 쓰이는 보조기 취급을 받았다. 하지만 우리 제품은 매우 심한 중증에서도 효과가 크다는 것을 이미 알고 있었다. 그래서 임상시험 조건을 매우 까다롭게 잡았다.

단순 코골이나 경증 무호흡증 환자가 아닌 중증 무호흡증으로 진단을 받은 환자군만을 대상으로 한 것이다. 결과는 물론 당연히 효과가 있었고 안전하다는 것이 판명되었다. 1㎜ 차이로 효과가 있기도 하고 없기도 한다. 0.1㎜ 차이로 불편하기도 하고 편해지기도 한다. 장치를 끼우기만 한다고 효과가 있는 것은 아니다. 사람마다 최적의 위치가 있고 그 위치를 찾아내는 것이 기술이고 노하우다. CT를 찍어도 MRI를 찍어도 나오지 않는다.

통상 몇 밀리미터를 전진시켜 줘야 하는지에 대한 질문을 많이 받는다. 평균 몇 밀리미터란 것들은 의미가 없다. 개인별 맞춤에 평균은 그저 참고 데이터일 뿐이다. 어떻게 찾는지는 비밀이다. 오랜 세월 경험이 쌓여 터득한 노하우다.

임상시험에 4억 원이 넘는 비용이 들어갔다. 회사의 명운이 걸린 일이었기에 모든 역량을 쏟아부었다. 작은 벤처기업이 임상시험에 매진하느라 매출은 줄고 지출은 늘어만 갔다. 적자의 연속이었다.

전 직원이 매달려 무사히 임상시험을 마쳤다. 이미 예견된 결과였지만 부작용은 미미하고 치료 효과는 우수하다는 결과가 나왔고 보건산업진흥원 우수 연구과제에도 선정되었다. 제조시설에 대한 GMP인증을 거쳐 드디어 의료기기 허가가 나왔다. 역사적인 순간이었다. 어머니를 위해 만들었던 이름도 없던 교정장치가 의료기기 품목으로 당당히 '바이오'라는 이름을 달고 상품으로서 생명을 얻게 된 것이다.

임상시험에 들어간 비용만 따져도 4억 원이 넘고, 임상시험 기간 동안의 영업 손실까지 따져보면 10억 원에 육박하는 투자를 한 셈이다. 직원수 12명 회사에서 10억이라는 돈은 감당하기 벅찬 큰 금액이다. 사업으로 번 돈은 모두가 재투자되었고 빚은 크게 늘었다. 20년 동안 사업한 결과 치고는 초라한 성적표다.

그럼에도 불구하고 해야 하는 것은 그만한 가치와 이유가 있기 때문이다. 우선 과거 어머니처럼 수면무호흡증으로 고생하고 있을 많은 사람들에게 도움을 줄 수 있고, 내가 하고 있는 일에 대한 정당한 가치를 인정받아야 한다는 것이다. 그것은 뜻을 함께 하는 직원을 위한 일이기도 했다. 루쉰의 말처럼 애초에 길은 없었다. 많은 사람들이 걸으면 그것이 길이 된다고 믿고 코골이와 수면무호흡증으로 고민하는 더 많은 사람에게 알리는 것을 목표로 했다.

※ 목숨을 살리는 것이 나의 사명 ※

임상시험을 통해 안전성과 효능 효과를 이비인후과에서 검증했다는 것은 남다른 의미가 있다. 수면무호흡증의 원인이 되는 수면 중 기도 협착을 개선 치료하는 장치니 이비인후과 영역이라는 주장과 치아에 끼우고 턱을 움직여 효과를 내는 것이니 치과 영역이라는 주장이 맞서고 있다. 각자의 입장에서 보면 둘 다 맞는 얘기다.

하지만 환자의 입장에서 보면 별로 중요하지 않다. 내가 잘 쓸 수 있게 잘 만들어주면 그뿐이다. 그런 측면에서 보면 장치를 잘 만들 수 있는 전문가는 의사가 아니다. 의사는 진단을 하는 것이고 환자의 상황에 맞게 장치를 만들어달라고 주문하는 역할을 한다. 직접 만들지는 않는다. 환자의 상태와 각 제품의 특성을 파악하여 필요한 처방을 해주면 된다.

의료기기는 약과 달리 처방이 있어야만 살 수 있는 제품이 아니다. 진료에 쓰이는 의료기기인지 개인이 사용하는 의료기기인지의 구분이 있을 뿐이다. 바이오는 개인용 의료기기로서 맞춤형 기구로 허가를 받았다. 따라서 의사의 처방에 의해 구입할 수도 있고 본인의 선택으로 구입할 수도 있다.

성공적인 치료를 위해서는 정확한 진단이 우선이다. 치료의 방향을 정하는 것이다. 코골이 수면무호흡증은 대부분 기도 협착이 원인이지만 기도가 협착되는 이유는 다양하고 복잡하다.

의학적으로 효과가 인정된 치료법은 수술, 양압식 인공호흡기 치료, 구강형 기도확장기 치료 3가지다. 아무것도 안 하는 것도 선택이기는 하지만 치료 의지가 있다면 이 이외에는 방법이 없다. 원인에 따라 정도에 따라 3가지를 단독으로 쓰기도 하며 2가지 또는 3가지를 병행하여 써야 하는 경우도 있다.

중요한 것은 안전성과 효과다. 그리고 편리성과 지속성이다. 이 4가지 조건을 모두 만족하는 치료법은 무엇일까? 본인의 판단과 선택에 맡긴다.

바이오는 수면무호흡증 치료기로 안전성과 효능 효과가 인정되어 식품의약품안전처의 신 의료기기 제조 허가를 받았다. 병원이 아니어도 본인의 선택에 의해 구입할 수 있는 길이 이미 만들어져 있다. 이제부터 시작이다.

나는 병원과는 다른 방법으로 고객들을 돕고 있다. 고객들은 병원에서 수술을 했어도 효과를 못 보거나 양압기를 쓰다가 포기하고 오는 사람이 대부분이다.

우리 제품들이 얼마나 도움이 될지는 여러 분석을 해 봐야 한다. 소리를 분석하고 구강과 기도의 형태를 분석하고 본인의 의견을 듣고 수면 검사결과와 의사의 진단을 취합하여 원인을 파악하고 해결 방법을 컨설팅해 준다. 감사하게도 거의 대부분의 고객들이 만족한 결과를 얻고 있다. 여기까지 오는 동안 힘든 일도 많고 일부 집단에서 견제와 모함도 받으면서 견디어온 보람이 있다.

사람은 누군가에 도움이 되는 일을 하면서 삶의 보람과 의미를 찾는 것일 게다. 그런 측면에서 보면 나는 참 행복한 사람이다.

에필로그

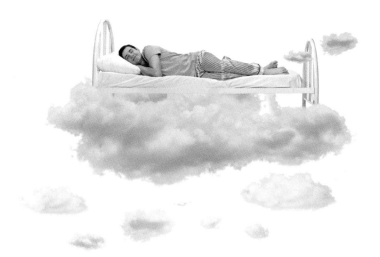

숨

숨을 쉰다는 건
실은 어마어마한 일이다.

내가 살아 있다는 것이기 때문이다.
들숨으로
우주가 들어오고
날숨으로
우주를 만나기 때문이다.
숨으로

우주와 소통하고

내가 살 수 있기 때문이다.

나도 모르게 들고나는 숨

한순간도 멈추지 않는 숨

숨이 멈추는 날

나의 삶도 끝나게 될 것이다.

오늘도 숨을 쉬는

나는

살아 있다.

숨을 쉬지 않는 사람은 죽은 사람이다.

숨이 불편하면 아픈 사람이다.

숨을 쉬지 않으면 죽는다.

숨이 불편하면 병이 든다.

숨은 그 사람의 상태를 알 수 있는 바로미터이다.

숨은 숨길을 따라 흐른다.

잠이 들면 숨길이 달라진다.

숨이 불편해진다.

숨길이 막힐수록 숨은 더 불편해진다.

코골이, 목골이, 저호흡, 무호흡

코골이는 숨 쉬는 소리다.

불편하고 불안한 숨을 쉬고 있다는 아우성이다.

목골이도 숨 쉬는 소리다.

꺽꺽 숨 넘어 가는 소리다.

저호흡은 숨이 반도 안 되는 상태다.

무호흡은 숨이 1도 안 되는 상태다.

숨은 숨길에 달렸다.

잠은 숨에 달렸다.

건강은 잠에 달렸다.

행복은 건강에 달렸다.

결국 행복도 건강도 꿀잠도 숨길에 달렸다.

잠을 자는 동안 숨길을 열린 상태로 유지해 주면 알아서 된다.

참,

간단하다.

코골이. 수면 시 발생하는 호흡곤란을

수술이 아닌 자연스러운 방법으로 해결하기 위해 고군분투한

20여 년의 세월을 돌이켜본다.

참으로 단순한 주제다.

자는 동안 막힌 숨길을 열어주는 일

그로 인해 숨을 잘 쉬게 되고 또 그로 인해 잠을 잘 자게 되고

또 그로 인해 건강한 삶을 살게 되고

또 그로 인해 행복할 수 있게 된다.

나는 단지 숨길만 열어주었을 뿐인데

이런 엄청난 일이 벌어지게 된다.

반대의 경우

행복하지 못하면 건강을 봐야 한다.

건강하지 못하면 잠을 봐야 한다.

잠을 잘 자지 못한다면 숨을 봐야 한다.

숨이 잘 안 된다면 숨길을 봐야 한다.

숨길을 보기 위해서는

숨소리를 들어봐야 한다.

숨소리에 답이 있다.

오늘 밤 스마트폰을 옆에 두고 잠자리에 들어보자.

자신의 숨소리를 들어보자.

잠이 독약이 아닌 보약이 되려면

숨부터 바꿔야 한다.

지금

참고문헌

- 〈수면정신생리학회지〉 김형욱 · 황청풍 · 은헌정 – 폐쇄성 수면무호흡증의 치료에 사용되는 악전방이동장치–'바이오'의 안전성과 유효성 검증을 위한 전향적, 다기관, 단일군 및 비열등성 연구(2016년)
- 〈정형스포츠물리학회지〉 조재진 · 임종민 · 황청풍 · 이석주 · 김정진–체형별 기능성 수면베개의 적용이 노인의 경추 관절각도와 경부근육에 미치는 영향 : 증례보고(2016년)
- 〈보건산업진흥원 연구보고서〉 황청풍 – 코골이와 폐쇄성 수면무호흡증의 치료에 사용되는 수면 중 기도확장기 '바이오'의 안정성과 유효성 검증 임상시험 (2013년)
- 황청풍 석사 학위 논문 MAD(하악전진기구)를 이용한 구강형 기도확장술이 폐쇄성 수면무호흡증과 수면의 질에 미치는 영향(2016년)
- 《각방 예찬》 장클로드 카우프만 지음, 이정은 옮김, 행성B 발간(2017년)
- 〈European Respiratory Journal〉(2006년)
- "아주대병원 김현준 교수팀, 코골이 소아 키성장 방해 첫 확인" 국민일보(2018년03월19일)
- 《수면 밸런스 : 모든 건강의 근원은 숙면에 있다!》 한진규 지음, 다산 4.0 발간(2016년)
- 〈Common Pitfalls in Sleep Medicine : Case–Based Learning〉 로날드 처빈(2014년)
- 〈Neuroscience Letters〉(2008년06월)
- 〈European Respiratory Journal〉(2016년)
- 〈Sleep〉(2015년)
- "코골이–수면중무호흡증, 심장병과 관련" 연합뉴스(2000년06월06일)
- "수면장애 있으면 치매 등 뇌질환 발병 확률 높아" 중앙일보(2014년10월02일)
- 〈허혈성 심뇌혈관질환자에서 폐쇄성 수면무호흡증 정도 및 영향요인〉 김선화(2018년)
- "코골이 뇌졸중과 연관있다" 매일경제(2001년03월30일)
- 〈Arthritis & Rheumatology〉(2018년08월)

- 《스탠퍼드식 최고의 수면법》 니시노 세이지 지음, 조해선 옮김, 북라이프 발간(2017년)

- "두통, 만성 코골이와 연관 있어" 연합뉴스(2003년05월20일)

- "수면 부족, 새로운 체중증가요인 부상" 연합뉴스(2006년07월10일)

- Academy of Dental Sleep Medicine www.aomtinfo.org

- "코골이는 유전이다" 〈Chest Journal〉, BBC(2006년04월10일)

- 〈대한내과학회지〉 89권, 정유삼–폐쇄성 수면무호흡증의 외과적 치료(2015년)

- 〈Sleep Medicine and Psychophysiology〉(2016년)

- 《병의 원인은 수면에 있다》 미야자키 소이치로 지음, 장은정 옮김, 반디 발간(2016년)

- 《수면장애를 극복하는 법》 사사키 미츠오 지음, 홍승봉 옮김, 물푸레 발간(2005년)

- 《수면 테라피》 미야자키 소이치로 지음, 김치영 옮김, 좋은책만들기 발간(2013년)

- 《수면건강과 수면장애》 로렌스 J. 엡스타인 M.D. 지음, 박용한 · 신윤경 옮김, 조윤커뮤니케이션 발간(2008년)

- 《지금 잘 자고 있습니까?》 조동찬 지음, 팜파스 발간(2018년)

- 《입으로 숨 쉬지 마라》 이마이 가즈아키 · 오카자키 요시히데 지음, 박재현 옮김, 이상미디어 발간(2013년)

- 《수면습관이 건강을 좌우한다》 카지무라 나오후미 지음, 황세정 옮김, 삼호미디어 발간(2013년)

- 《이게 다 베개 때문이다》 야마다 슈오리 지음, 신유희 옮김, 위즈덤스타일 발간(2011년)

코골이 수면무호흡 수술 안 하고 해결하기

안전하고 간편하고 효과좋은 수면건강 투자 방법

초판 1쇄 인쇄 | 2020년 02월 28일
초판 1쇄 발행 | 2020년 03월 06일

지은이 | 황청풍
펴낸이 | 최화숙
편집인 | 유창언
펴낸곳 | **아마존북스**

등록번호 | 제1994-000059호
출판등록 | 1994. 06. 09

주소 | 서울시 성미산로2길 33(서교동) 202호
전화 | 02)335-7353~4
팩스 | 02)325-4305
이메일 | pub95@hanmail.net | pub95@naver.com

ⓒ 황청풍 2020
ISBN 979-89-5775-237-1 03510
값 15,000원